Gedächtnistraining für Senioren XXL

Überwinden Sie die Grenzen Ihres Gedächtnisses: Mit innovativen täglichen Herausforderungen zur mentalen Fitness – das ultimative Programm

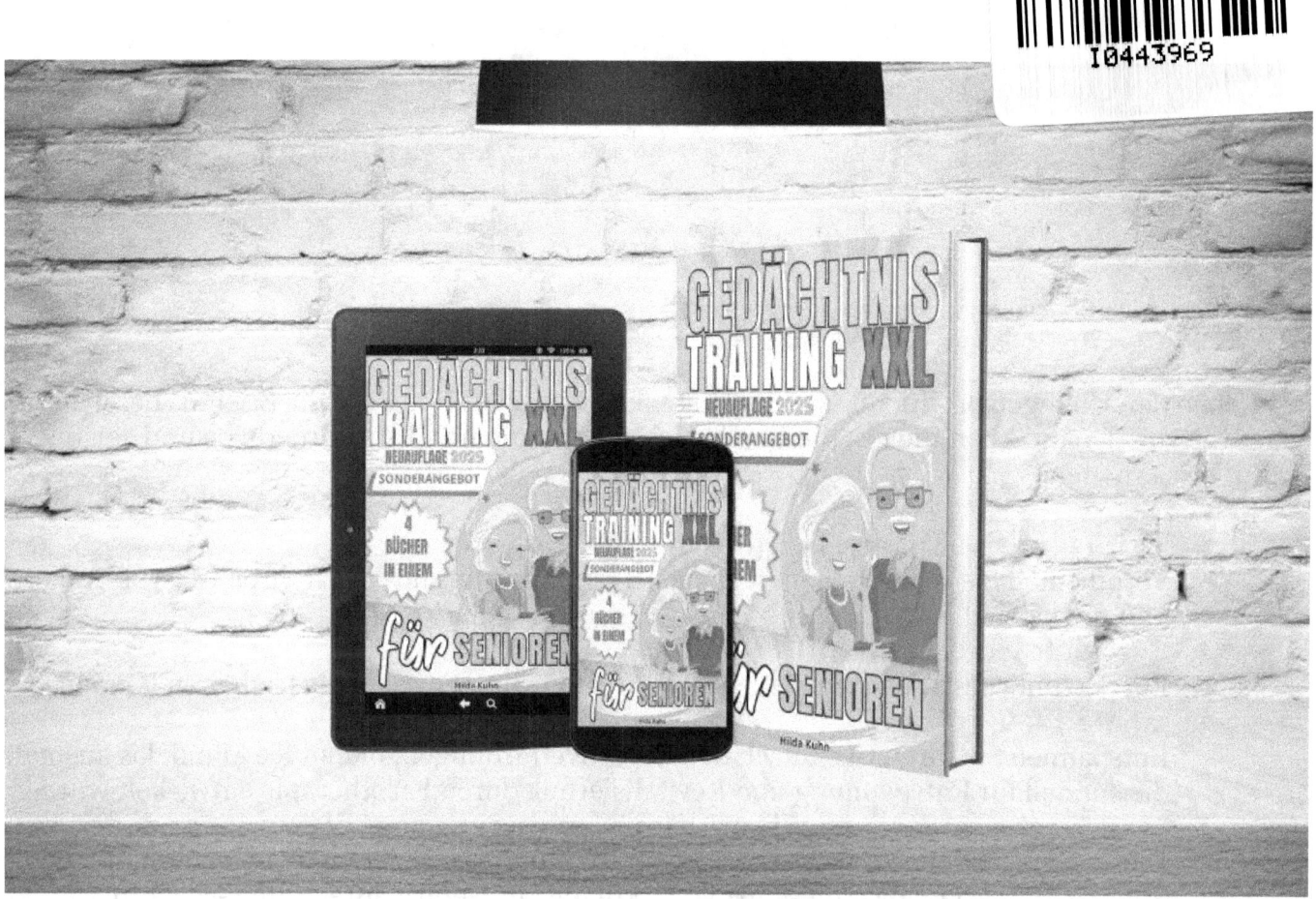

Hilda Kühn

Willkommen!

Vielen Dank, dass Sie sich für

Gedächtnisspiele für Senioren XXL

entschieden haben.

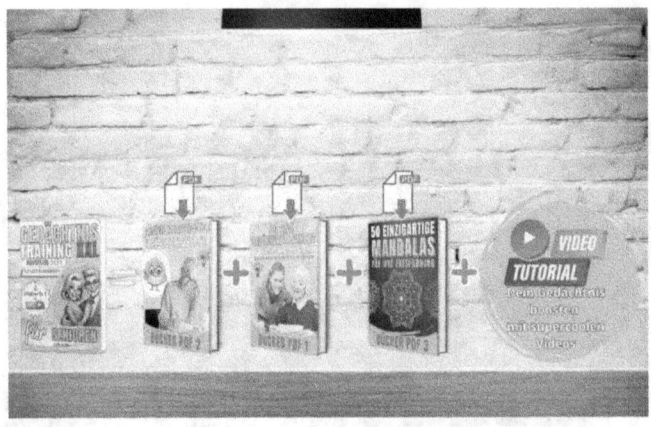

Neben den Übungen profitieren Sie von vier exklusiven PDF-Boni, die Ihr Erlebnis bereichern, sowie von dynamischen Videos, die Ihr Gedächtnis stärken und Ihre körperliche und geistige Fitness erhalten:

1. **30 Tage Gedächtnistraining: Das XXL-Programm**
   Verpflichten Sie sich zu einem täglichen Trainingsprogramm, das Ihren Geist stimuliert und revitalisiert.
2. **Gedächtnistagebuch**
   Ein persönliches Tagebuch, in dem Sie Ihre täglichen Fortschritte festhalten können.
3. **50 Mandalas für die Farbtherapie**
   Entspannen Sie Ihren Geist nach den kognitiven Übungen, indem Sie Mandalas ausmalen, die speziell für Entspannung und Revitalisierung durch Farbtherapie entwickelt wurden.
4. **Stärken Sie Ihr Gedächtnis mit super coolen Videos**
   Diese Übungen dienen nicht nur zur Unterhaltung. Sie basieren auf wissenschaftlichen Studien, die zeigen, dass diese Art von Aktivität Ihr Gehirn anregt, Ihr Gedächtnis stärkt und sogar Ihre Denkfähigkeit verbessert.

So laden Sie Ihre Boni herunter:

- Gehen Sie zur letzten Seite.
- Scannen Sie den QR-Code.
- Folgen Sie den Anweisungen, um sofort auf Ihre zusätzlichen Inhalte zuzugreifen.

Wir wünschen Ihnen einen bereichernden und vitalen Weg!

© Copyright 2024 Hilda Kühn - Alle Rechte vorbehalten.

Dieses Dokument ist darauf ausgerichtet, genaue und zuverlässige Informationen zum behandelten Thema und zur behandelten Frage zu liefern.
- Aus einer Grundsatzerklärung, die von einem Komitee der American Bar Association und einem Komitee von Verlegern und Verbänden gleichermaßen akzeptiert und genehmigt wurde.
Die Reproduktion, Vervielfältigung oder Weitergabe dieses Dokuments in elektronischer oder gedruckter Form ist in keiner Weise zulässig. Alle Rechte vorbehalten.
Die hier zur Verfügung gestellten Informationen sind wahrheitsgemäß und konsistent, so dass jede Haftung, im Sinne von Unachtsamkeit oder anderweitig, durch die Nutzung oder den Missbrauch von Richtlinien, Prozessen oder Anweisungen, die in diesem Dokument enthalten sind, in der alleinigen und vollständigen Verantwortung des Empfängers und Lesers liegt. Unter keinen Umständen kann der Herausgeber für Wiedergutmachung, Schäden oder finanzielle Verluste, die direkt oder indirekt auf die hierin enthaltenen Informationen zurückzuführen sind, haftbar oder verantwortlich gemacht werden.
Alle Urheberrechte, die nicht im Besitz des Herausgebers sind, liegen bei den jeweiligen Autoren.
Die hierin enthaltenen Informationen werden ausschließlich zu Informationszwecken angeboten und sind als solche allgemein gültig. Die Präsentation der Informationen erfolgt ohne Vertrag oder irgendeine Art von Garantiezusage.
Die verwendeten Warenzeichen werden ohne Zustimmung verwendet, und die Veröffentlichung des Warenzeichens erfolgt ohne Erlaubnis oder Rückendeckung des Warenzeicheninhabers. Alle Warenzeichen und Marken in diesem Buch dienen nur der Verdeutlichung und gehören den Eigentümern selbst, die nicht mit diesem Dokument verbunden sind

Inhaltsverzeichnis

EINLEITUNG 7

    ÜBER HILDA KÜHN: GEDÄCHTNISEXPERTIN FÜR ÄLTERE MENSCHEN 7

    DIE BEDEUTUNG DER KOGNITIVEN GESUNDHEIT 8

KAPITEL 1: GEDÄCHTNISTRAINING WISSENSCHAFT 10

    NEUROLOGISCHE GRUNDLAGEN DER WIRKSAMKEIT 10

    FORSCHUNG ZU ALTERUNG UND GEDÄCHTNISTRAINING 11

KAPITEL 2: GRUNDLEGENDE ÜBUNGEN 13

    KURZZEITGEDÄCHTNIS MIT ALLTAGSGEGENSTÄNDEN. 13

        Gewürz-Experiment 13

        Fotofinder 14

        Der Einkaufslisten-Test 15

        Musik-Erinnerungen 15

        Duftgedächtnis 16

        Wortassoziationsspiel 16

        Alltagsgegenstände zählen 17

        Geschichte weitererzählen 17

        Objekte merken und zeichnen 18

        Gedächtnis-Mahlzeit 18

        Tägliche Routinen rückwärts 19

        Wörterbuch-Spiel 19

        Erinnerungsreise 20

        Lernkarten mit Alltagsobjekten 20

        Das Puzzle der Tagesereignisse 21

    ARBEITSGEDÄCHTNIS MIT ZAHLENFOLGEN 22

        Zahlenreihen merken 22

        Umgekehrte Zahlenreihen 22

        Zahlen assoziieren 23

        Zahlenaddition 23

        Zahlenfolgen vorhersagen 24

        Zahlenpaare finden 24

        Zahlensalat 25

        Zahlenrhythmus 25

        Zahlenlabyrinth 26

        Zahlenpyramide 27

        Zahlenfolge unterbrechen 27

        Rückwärts Zählen in Sprüngen 28

        Doppelte Zahlenfolgen 28

        Zahlen-Visualisierung 29

        Zahlenmatch 29

KAPITEL 3: SPRACHÜBUNGEN **30**

Semantisches Gedächtnis mit Wortlisten 30
    Wortketten bilden 30
    Gegenteile finden 32
    Wortassoziationen 32
    Kategorien sortieren 33
    Synonyme suchen 33
    Erzähl mir eine Geschichte 34
    Wortursprung erraten 34
    Merkmale zuordnen 35
    Gedicht aus Wörtern 35
    Wörter nach Themen gruppieren 36
    Wortbildungen 36
    Worträtsel 37
    Farben und Wörter 37
    Geschichtsanfang fortsetzen 38
    Wörter und Emotionen 38

Narratives Gedächtnis mit Geschichten 39
    Tägliche Ereignisse erzählen 39
    Kindheitserinnerungen teilen 39
    Bücher laut vorlesen 40
    Eine Geschichte weiterführen 40
    Historische Ereignisse nacherzählen 41
    Reiseerzählungen 41
    Lieblingsfilm nacherzählen 42
    Tagebucheintrag erfinden 42
    Historische Figur vorstellen 43
    Gedankenstrom 43
    Träume nacherzählen 44
    Lebensgeschichte eines Gegenstandes 45
    Brief an mein jüngeres Ich 45
    Fiktive Dialoge 46
    Mein Tag als Geschichte 46

KAPITEL 4: VISUELLE ÜBUNGEN **48**

Visuelles Gedächtnis mit Bildern 48
    Bilder-Gedächtnisspiel 48
    Familienfoto-Beschreibung 49
    Bilderrätsel 49
    Kunstwerke analysieren 50
    Farben und Formen merken 50
    Stadtplan-Erinnerung 51
    Bildsequenzen erinnern 51
    Gesichter und Namen 52
    Objektdetails notieren 52
    Landschaften beschreiben 53

Kunstwerk-Nachbildung	*53*
Puzzle aus dem Gedächtnis	*54*
Gegenstands-Veränderungen erkennen	*54*
Visuelle Wortassoziation	*55*
Fotogeschichte erstellen	*56*
RÄUMLICHES GEDÄCHTNIS MIT WEGEN	56
Wegbeschreibung im Kopf	*56*
Der virtuelle Spaziergang	*57*
Räumliches Puzzle	*57*
Orientierungspunkte merken	*58*
Wegbeschreibungen umkehren	*58*
Erkundung neuer Wege	*59*
Gedächtniskarte erstellen	*59*
Schritt-für-Schritt-Navigation	*60*
Orientierung nach Kompass	*60*
Memory-Weg	*62*
Versteckte Objekte wiederfinden	*62*
Routen aus der Vogelperspektive	*63*
3D-Puzzle	*63*
Wegebeschreibung schreiben	*64*
Orientierung mit Musik	*64*

KAPITEL 5: SOZIALER AUSTAUSCH **66**

GEDÄCHTNIS VON NAMEN UND GESICHTERN IN GRUPPEN	66
Namens- und Gesichtsverknüpfung	*66*
Gruppenspiel: Wer bin ich?	*67*
Erinnerungsrunde	*67*
Gesichter zeichnen	*68*
Geschichtenerzählen mit Namen	*68*
Gesichter-Memory	*69*
Namen zu Berufen zuordnen	*69*
Gesichter zeichnen und benennen	*70*
Namenskette bilden	*70*
Video-Namensspiel	*71*
AUSTAUSCH VON ERINNERUNGEN IN GRUPPEN	71
Gemeinsame Erinnerungsstunde	*72*
Foto-Präsentation	*73*
Erinnerungskiste	*73*
Thematische Erzählrunden	*74*
Erinnerungslieder	*74*
Geschichten aus dem Hut	*75*
Erinnerungs-Match-Spiel	*75*
Lebenslinien	*76*
Briefe aus der Vergangenheit	*76*
Rezept- und Geschichtenaustausch	*77*
Gemeinschaftsquilt der Erinnerungen	*78*

Digitales Fotoalbum 78
Zeitkapsel 79
Biografische Interviews 79
Erinnerungsbücher 80

SCHLUSSFOLGERUNGEN 81

Vorteile des Gedächtnistrainings 81

FINDE DEN QR-CODE UNTEN. 83

Einleitung

Über Hilda Kühn: Gedächtnisexpertin für ältere Menschen

In der Welt des Gedächtnistrainings für Senioren ragt eine Persönlichkeit besonders hervor: Hilda Kühn. Ihr Name mag nicht jedem geläufig sein, doch für jene, die sich in den goldenen Jahren ihres Lebens befinden und ihre geistige Frische bewahren möchten, ist sie eine wahre Pionierin. Hilda Kühns Lebenswerk ist geprägt von einer tiefen Leidenschaft und Hingabe für die kognitive Gesundheit älterer Menschen. Ihre Ansätze und Methoden im Gedächtnistraining sind nicht nur innovativ, sondern spiegeln auch eine umfassende Kenntnis der Herausforderungen und Bedürfnisse dieser Altersgruppe wider.

Geboren in einer Zeit, in der die Wissenschaft des Gedächtnisses noch in den Kinderschuhen steckte, war Hilda Kühn eine Visionärin. Schon früh erkannte sie die Bedeutung eines aktiven Geistes und die Rolle, die das Gedächtnistraining bei der Erhaltung und Verbesserung der Lebensqualität im Alter spielen kann. Ihre Studien führten sie quer durch das Feld der Neurologie und Psychologie, stets mit dem Ziel vor Augen, praktische und zugängliche Methoden für das Gedächtnistraining zu entwickeln.

Kühns Forschung war tiefgreifend und umfassend. Sie verstand, dass die kognitive Gesundheit nicht isoliert betrachtet werden kann, sondern ein Spiegelbild des gesamten Wohlbefindens einer Person ist. Ihre Arbeit beleuchtete die vielfältigen Faktoren, die zur geistigen Fitness beitragen, von Ernährung und körperlicher Aktivität bis hin zu sozialen Interaktionen und mentaler Stimulation. Doch Hilda Kühn ging es nicht nur um die Theorie. Ihre wahre Stärke lag in der praktischen Anwendung ihrer Erkenntnisse.

Mit einem natürlichen Talent für Kommunikation und Empathie gestaltete Kühn ihre Trainingsprogramme so, dass sie nicht nur effektiv, sondern auch angenehm und erfüllend für die Teilnehmenden waren. Sie verstand, dass Motivation und Spaß Schlüsselkomponenten sind, um Senioren für das Gedächtnistraining zu begeistern. Ihre Übungen, oft inspiriert von alltäglichen Aktivitäten, machten das Training zugänglich und lebensnah. Sie ermutigte zu spielerischen Ansätzen, bei denen das Lernen nie als Bürde empfunden wurde.

Die Bedeutung der kognitiven Gesundheit

Die Bedeutung der kognitiven Gesundheit kann nicht hoch genug eingeschätzt werden. Sie ist das Fundament, auf dem unser Verstand und unsere Fähigkeit, mit der Welt um uns herum zu interagieren, ruhen. Im Laufe unseres Lebens sammeln wir unzählige Erinnerungen, Fähigkeiten und Wissen, die alle in unserem Gehirn gespeichert sind. Doch wie jedes andere Organ in unserem Körper benötigt auch unser Gehirn Pflege und Training, um gesund zu bleiben.

Kognitive Gesundheit umfasst mehr als nur das Gedächtnis; sie beinhaltet die Fähigkeit zu lernen, zu denken, rationale Entscheidungen zu treffen und sich an soziale Kontexte anzupassen. Im Alter sind diese Fähigkeiten entscheidend für die Erhaltung der Selbstständigkeit und Lebensqualität. Daher ist Gedächtnistraining für Senioren nicht nur ein Mittel zur Verbesserung der Merkfähigkeit, sondern ein umfassender Ansatz zur Förderung des geistigen Wohlbefindens.

Die Forschung zeigt, dass regelmäßiges geistiges Training das Risiko für Demenz und andere kognitive Beeinträchtigungen verringern kann. Es hilft nicht nur, die geistigen Fähigkeiten zu erhalten, sondern kann auch zu ihrer Verbesserung beitragen. Ältere Menschen, die sich geistig herausfordern, berichten von einer höheren Lebenszufriedenheit, verbesserter Stimmung und einem stärkeren Gefühl der Verbundenheit mit ihrer Umgebung.

Darüber hinaus spielt die kognitive Gesundheit eine zentrale Rolle in der Prävention von Isolation und Depression im Alter. Aktives geistiges Engagement fördert soziale Interaktionen und unterstützt die Aufrechterhaltung von Beziehungen. Indem ältere Menschen an Gedächtnistrainings teilnehmen, erweitern sie ihr soziales Netzwerk und finden Gleichgesinnte, mit denen sie Erfahrungen austauschen können. Dieses Gefühl der Zugehörigkeit und Gemeinschaft ist für das emotionale Wohlbefinden im Alter von unschätzbarem Wert.

Die Methoden und Techniken, die Hilda Kühn und andere Pioniere des Gedächtnistrainings entwickelt haben, sind nicht nur effektive Werkzeuge zur Verbesserung der kognitiven Funktionen. Sie sind auch ein Aufruf zum Handeln, die Bedeutung der geistigen Gesundheit zu erkennen und zu würdigen. In einer Gesellschaft, die oft das physische Wohlbefinden über das geistige stellt, erinnert uns das Gedächtnistraining daran, dass beide gleichermaßen wichtig sind.

Letztlich ist die Pflege der kognitiven Gesundheit eine Investition in die Zukunft – eine Zukunft, in der Alter nicht mit dem Verlust von Unabhängigkeit oder Lebensqualität gleichgesetzt wird, sondern mit Weisheit, Würde und fortwährendem Wachstum. Durch die Fortführung der Arbeit von Experten wie Hilda Kühn können wir sicherstellen, dass diese Zukunft für uns alle erreichbar ist.

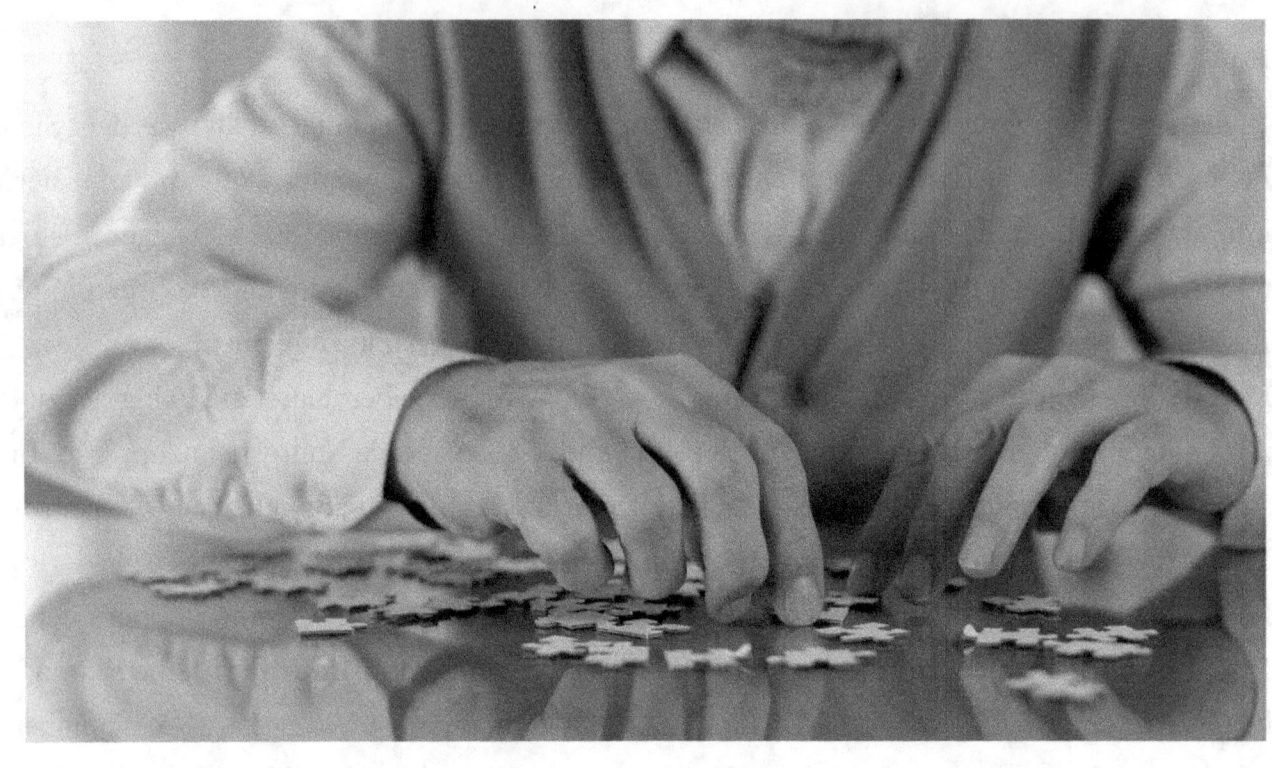

Kapitel 1: Gedächtnistraining Wissenschaft

Neurologische Grundlagen der Wirksamkeit

Die Erforschung des Gedächtnistrainings und seiner Wirksamkeit öffnet ein faszinierendes Kapitel in der Neurowissenschaft, das die tiefen Verbindungen zwischen Gehirnaktivität, Lernen und Gedächtnis aufdeckt. Die neurologischen Grundlagen der Effektivität von Gedächtnistraining zu verstehen, bedeutet, in die komplexen Prozesse einzutauchen, die unsere Fähigkeit zum Erinnern, Lernen und Anwenden von Wissen steuern. Es ist eine Reise, die nicht nur die Brillanz des menschlichen Gehirns offenbart, sondern auch zeigt, wie anpassungsfähig und formbar unser Denkorgan wirklich ist.

Neuroplastizität: Das Fundament der Veränderung

Im Kern der Diskussion um Gedächtnistraining steht das Konzept der Neuroplastizität – die Fähigkeit des Gehirns, sich als Reaktion auf Lernerfahrungen physisch und funktionell zu verändern. Lange Zeit glaubte man, dass die Struktur des menschlichen Gehirns nach einer bestimmten Entwicklungsphase im frühen Erwachsenenalter statisch sei. Doch jüngste Forschungen haben diese Annahme umgestoßen und gezeigt, dass unser Gehirn tatsächlich ein dynamisches, sich ständig anpassendes System ist, fähig zur Rekonfiguration seiner Verbindungen und zur Bildung neuer Neuronen, selbst im fortgeschrittenen Alter.

Die Mechanismen hinter dem Lernen

Lernen und Gedächtnis sind Prozesse, die Hand in Hand gehen, gesteuert durch die Stärkung synaptischer Verbindungen – eine Theorie, die als synaptische Plastizität bekannt ist. Wenn wir lernen, werden bestimmte Pfade im Gehirn durch die Wiederholung von Informationen und Fähigkeiten gestärkt. Diese verstärkten Pfade, oder 'Neuronale Autobahnen', werden effizienter und ermöglichen es uns, Informationen schneller abzurufen und anzuwenden. Gedächtnistraining nutzt diese natürliche Kapazität des Gehirns, indem es gezielt Aktivitäten und Übungen einsetzt, die diese neuronalen Verbindungen stärken.

Die Rolle der Hippocampus

Der Hippocampus, ein Bereich des Gehirns, der entscheidend für das Langzeitgedächtnis und das räumliche Navigationssystem ist, spielt eine Schlüsselrolle im Prozess des Lernens und Erinnerns. Studien haben gezeigt, dass regelmäßiges geistiges Training zu einer Zunahme der grauen Substanz in diesem Bereich führen kann, was auf eine direkte Verbindung zwischen Gedächtnistraining und der Verbesserung der kognitiven Funktionen hinweist. Dies ist besonders relevant für ältere Erwachsene, da der Hippocampus einer der ersten Bereiche ist, der im Alterungsprozess Degenerationen zeigt.

Anwendung auf das Gedächtnistraining für Senioren

Angesichts dieser Erkenntnisse wird deutlich, warum Gedächtnistraining für Senioren so wirkungsvoll sein kann. Durch gezielte Übungen, die auf die Stärkung der neuronalen Verbindungen abzielen, können ältere Menschen nicht nur ihre Gedächtnisleistung verbessern, sondern auch zur allgemeinen Gesundheit ihres Gehirns beitragen. Die Erhöhung der neuroplastischen Aktivität trägt zur Verlangsamung des kognitiven Abbaus bei und kann sogar dazu beitragen, die Auswirkungen bestehender Degenerationen zu mindern.

Forschung zu Alterung und Gedächtnistraining

Die Erforschung der Wechselwirkungen zwischen Alterung und Gedächtnistraining ist ein aufstrebendes Feld, das Licht auf die Möglichkeiten wirft, wie wir den Alterungsprozess des Gehirns beeinflussen können. Die wachsende Erkenntnis, dass geistige Aktivität und lebenslanges Lernen Schlüsselelemente für die Aufrechterhaltung der kognitiven Funktionen sind, hat zu einem Umdenken in Bezug auf das Altern und geistige Gesundheit geführt.

Alterungsprozesse im Gehirn sind komplex und von Individuum zu Individuum unterschiedlich. Doch zentrale Themen, wie die Reduktion der synaptischen Plastizität und der Abnahme der neuronalen Regeneration, stehen im Mittelpunkt der Forschung zum Gedächtnistraining. Durch die Identifizierung der spezifischen Herausforderungen, die das Alter mit sich bringt, können maßgeschneiderte Gedächtnistrainingsprogramme entwickelt werden, die diesen entgegenwirken.

Eines der vielversprechendsten Ergebnisse der Forschung in diesem Bereich ist die Bestätigung, dass regelmäßiges geistiges Training – ähnlich wie körperliche Betätigung – zu einer verbesserten Gehirnleistung und einer Verlangsamung der Alterungsprozesse beitragen kann. Die Stimulation des Gehirns durch neue Lernerfahrungen und kognitive Herausforderungen fördert die Neuroplastizität und kann sogar zur Neubildung von Neuronen im Erwachsenengehirn führen, ein Phänomen, das als Neurogenese bekannt ist.

Die positive Wirkung von Gedächtnistraining auf die Gehirnfunktion älterer Erwachsener wurde in zahlreichen Studien dokumentiert. Teilnehmer, die sich regelmäßig geistigen Übungen widmeten, zeigten Verbesserungen in Bereichen wie Gedächtnis, Aufmerksamkeit und Problemlösungsfähigkeiten. Darüber hinaus gibt es Hinweise darauf, dass solches Training nicht nur die kognitive Leistung steigert, sondern auch das Selbstvertrauen und die Lebensqualität erhöht.

Trotz dieser Fortschritte bleibt die Frage, wie genau Gedächtnistraining die Alterungsprozesse beeinflusst, ein aktives Forschungsgebiet. Aktuelle Studien untersuchen die molekularen und zellulären Mechanismen, die diesen Veränderungen zugrunde liegen, und suchen nach Wegen, wie diese Erkenntnisse zur Entwicklung neuer Interventionsstrategien genutzt werden können. Ein besonderes Augenmerk liegt dabei auf der Prävention von altersbedingten Erkrankungen wie Alzheimer und anderen Formen der Demenz.

Die Integration von Gedächtnistraining in den Alltag älterer Menschen bietet eine vielversprechende Möglichkeit, nicht nur die kognitiven Fähigkeiten zu erhalten und zu verbessern, sondern auch die allgemeine Lebensqualität zu steigern. Es geht darum, ein Umfeld zu schaffen, das lebenslanges Lernen fördert und unterstützt, und um die Anerkennung, dass es nie zu spät ist, neue Fähigkeiten zu erlernen oder bestehende zu vertiefen.

Kapitel 2: Grundlegende Übungen

Kurzzeitgedächtnis mit Alltagsgegenständen.

Gewürz-Experiment

Dauer: 10 Minuten

Schwierigkeit: Einfach

Benötigtes Material: Verschiedene Gewürze (z.B. Zimt, Kurkuma, Pfeffer)

Prozedur: Platziere verschiedene Gewürze auf einem Tisch und rieche jeweils daran, versuche den Geruch mit dem Namen des Gewürzes zu merken. Decke sie dann ab und teste dich selbst, indem du versuchst, die Gewürze nur durch ihren Geruch zu identifizieren.

Vorteile: Fördert die sensorische Gedächtnisbildung und die Assoziationsfähigkeit.

Notizen: Dieses Experiment einmal täglich durchführen, um die sensorische Erinnerung und die Assoziationsfähigkeit zu verbessern.

Fotofinder

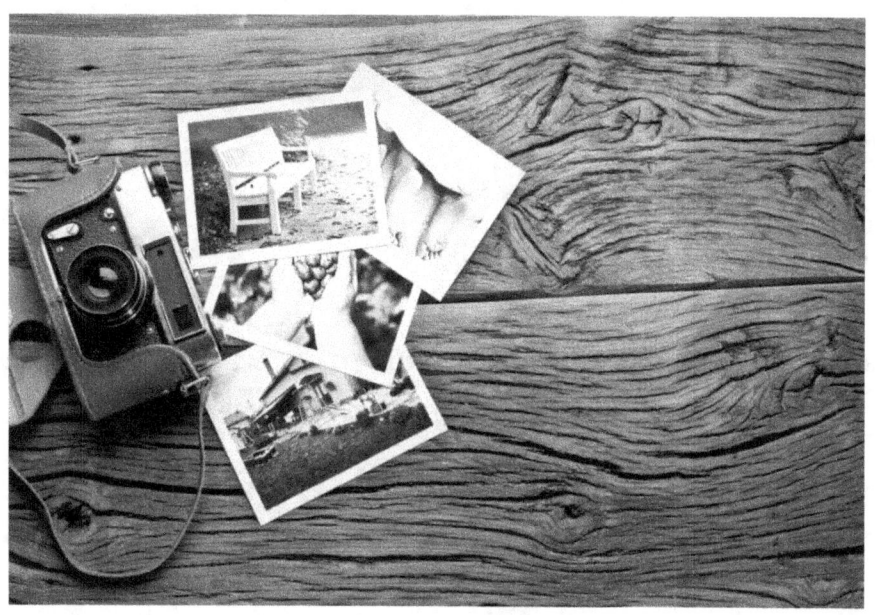

Dauer: 15 Minuten

Schwierigkeit: Mittel

Benötigtes Material: Verschiedene Familienfotos oder Postkarten

Prozedur: Wähle 5-10 Fotos aus und betrachte sie für einige Minuten intensiv. Verdecke sie anschließend und versuche, so viele Details wie möglich aus dem Gedächtnis aufzuschreiben. Vergleiche danach deine Aufzeichnungen mit den originalen Bildern.

Vorteile: Stärkt das visuelle Kurzzeitgedächtnis und die Aufmerksamkeit für Details.

Notizen: Drei bis vier Mal pro Woche wiederholen, um die visuelle Merkfähigkeit zu verbessern.

Der Einkaufslisten-Test

Dauer: 10 Minuten

Schwierigkeit: Einfach

Benötigtes Material: Papier und Stift

Prozedur: Schreibe eine Einkaufsliste mit 10-15 Artikeln und versuche, sie auswendig zu lernen. Verdecke die Liste dann und schreibe so viele Artikel wie möglich aus dem Gedächtnis auf.

Vorteile: Verbessert das verbale Kurzzeitgedächtnis und die Konzentrationsfähigkeit.

Notizen: Täglich mit neuen Artikeln wiederholen, um die Gedächtnisleistung kontinuierlich zu fördern.

Musik-Erinnerungen

Dauer: 15 Minuten

Schwierigkeit: Einfach

Benötigtes Material: Musikabspielgerät

Prozedur: Höre dir ein unbekanntes Lied an und versuche anschließend, die Melodie oder den Text zu wiederholen. Wiederhole das Lied, um deine Erinnerung zu überprüfen.

Vorteile: Trainiert auditives Gedächtnis und musikalische Erinnerungsfähigkeit.

Notizen: Mit verschiedenen Liedern 2-3 Mal pro Woche üben, um die Vielfalt und das Interesse zu erhöhen.

Duftgedächtnis

Dauer: 10 Minuten

Schwierigkeit: Einfach

Benötigtes Material: Verschiedene ätherische Öle oder Duftkerzen

Prozedur: Rieche an den verschiedenen Düften und versuche, sie zu identifizieren. Mach eine kurze Pause und versuche dann, die Düfte erneut nur durch Riechen zu erkennen.

Vorteile: Fördert die Fähigkeit, Gerüche zu unterscheiden und zu erinnern.

Notizen: Dieses Training kann täglich mit unterschiedlichen Düften durchgeführt werden, um die sensorische Wahrnehmung zu schärfen.

Wortassoziationsspiel

Dauer: 15 Minuten

Schwierigkeit: Mittel

Benötigtes Material: Keines

Prozedur: Wähle ein zufälliges Wort und denke dann so schnell wie möglich an 10 Wörter, die damit assoziiert sind. Schreibe die Wörter auf und überprüfe, wie viele Du in 5 Minuten erinnern kannst.

Vorteile: Verbessert die Fähigkeit zur Wortassoziation und stärkt das verbale Gedächtnis.

Notizen: Variiere die Startwörter und führe die Übung täglich durch, um die Flexibilität des Denkens zu verbessern.

Alltagsgegenstände zählen

Dauer: 10 Minuten

Schwierigkeit: Einfach

Benötigtes Material: Alltagsgegenstände (z.B. Bücher, Stühle)

Prozedur: Wähle einen Raum und zähle alle Gegenstände einer bestimmten Kategorie (z.B. alle Bücher im Wohnzimmer). Versuche, dich später an die genaue Anzahl zu erinnern.

Vorteile: Trainiert das Kurzzeitgedächtnis und die Aufmerksamkeit für Details.

Notizen: Wechsle täglich die Räume oder Gegenstandskategorien, um die Übung abwechslungsreich zu gestalten.

Geschichte weitererzählen

Dauer: 15 Minuten

Schwierigkeit: Mittel

Benötigtes Material: Ein Buch oder eine Zeitschrift

Prozedur: Lies einen Absatz aus einem Buch oder einer Zeitschrift und versuche, die Geschichte in deinen eigenen Worten so genau wie möglich weiterzuerzählen.

Vorteile: Fördert das verbale Gedächtnis und die Fähigkeit, Informationen zu verarbeiten und wiederzugeben.

Notizen: Wähle täglich unterschiedliche Texte, um die Übung interessant zu halten.

Objekte merken und zeichnen

Dauer: 20 Minuten

Schwierigkeit: Mittel bis hoch

Benötigtes Material: Papier, Stift, verschiedene kleine Gegenstände

Prozedur: Betrachte 5-10 kleine Gegenstände für ein paar Minuten. Verdecke sie dann und versuche, jeden Gegenstand so detailliert wie möglich zu zeichnen. Vergleiche anschließend deine Zeichnungen mit den echten Gegenständen.

Vorteile: Verbessert das visuelle Gedächtnis und die Fähigkeit, Details zu erfassen.

Notizen: Übe diese Aktivität 2-3 Mal pro Woche, jeweils mit unterschiedlichen Gegenständen, um die Herausforderung zu variieren.

Gedächtnis-Mahlzeit

Dauer: Während einer Mahlzeit

Schwierigkeit: Einfach

Benötigtes Material: Nahrungsmittel

Prozedur: Versuche, während des Essens alle Zutaten eines Gerichts zu identifizieren. Überprüfe anschließend, ob du richtig lagst, indem du die tatsächlichen Zutaten mit deinen Annahmen vergleichst.

Vorteile: Schult die sensorische Wahrnehmung und das Erinnerungsvermögen an Geschmäcker und Gerüche.

Notizen: Wiederhole diese Übung bei jeder Mahlzeit mit unterschiedlichen Gerichten, um den Geschmackssinn kontinuierlich herauszufordern.

Tägliche Routinen rückwärts

Dauer: 10 Minuten

Schwierigkeit: Mittel

Benötigtes Material: Keines

Prozedur: Denke an deine morgendliche Routine und versuche, jeden Schritt in umgekehrter Reihenfolge zu rekonstruieren, beginnend mit dem Moment, bevor du das Haus verlässt oder deine morgendlichen Aktivitäten beendest, bis zu dem Punkt, an dem du aufwachst.

Vorteile: Fördert das logische Denken und stärkt das sequenzielle Gedächtnis.

Notizen: Variiere die Routinen (z.B. Abendroutine), die du rückwärts durchgehst, um die Übung täglich frisch und herausfordernd zu halten.

Wörterbuch-Spiel

Dauer: 15 Minuten

Schwierigkeit: Mittel

Benötigtes Material: Wörterbuch oder Online-Wörterbuch

Prozedur: Schlage zufällig ein Wort im Wörterbuch auf und präge dir die Definition ein. Nach einigen Minuten versuche, die Definition so genau wie möglich wiederzugeben.

Vorteile: Verbessert das verbale Gedächtnis und erweitert den Wortschatz.

Notizen: Führe diese Übung mit verschiedenen Wörtern 3-4 Mal pro Woche durch, um eine kontinuierliche Herausforderung und Lernerfahrung zu bieten.

Erinnerungsreise

Dauer: 20 Minuten

Schwierigkeit: Mittel

Benötigtes Material: Keines

Prozedur: Wähle einen Ort, den du gut kennst (z.B. dein erstes Zuhause, eine Schule, ein Urlaubsort). Versuche, dich in Gedanken dort hinzubegeben und erinnere dich an so viele Details wie möglich – die Farben, Gerüche, Geräusche und wie du dich dort gefühlt hast.

Vorteile: Trainiert das episodische Gedächtnis und die Fähigkeit, detaillierte Erinnerungen abzurufen.

Notizen: Wechsle die Orte, über die du nachdenkst, um die Vielfalt zu erhöhen und dein Gedächtnis stetig herauszufordern.

Lernkarten mit Alltagsobjekten

Dauer: 15 Minuten

Schwierigkeit: Einfach

Benötigtes Material: Papierkarten, Stift, verschiedene Alltagsgegenstände

Prozedur: Schreibe die Namen von 10-15 Alltagsgegenständen auf einzelne Karten. Betrachte die Gegenstände kurz und mische dann die Karten. Ziehe eine Karte nach der anderen und benenne den Gegenstand, bevor du ihn in deinem Haus findest.

Vorteile: Verbessert die Verbindung zwischen visuellen Reizen und sprachlicher Verarbeitung, stärkt das Gedächtnis für Namen und Begriffe.

Notizen: Erweitere die Liste der Gegenstände regelmäßig, um die Übung anspruchsvoller zu gestalten.

Das Puzzle der Tagesereignisse

Dauer: Abends 10 Minuten

Schwierigkeit: Einfach

Benötigtes Material: Notizbuch und Stift

Prozedur: Versuche am Ende des Tages, die Ereignisse von morgens bis abends in chronologischer Reihenfolge aufzuschreiben. Überprüfe dann, ob du wichtige Details oder Ereignisse ausgelassen hast, indem du deinen Tag Revue passieren lässt.

Vorteile: Fördert die Fähigkeit, sich an tägliche Ereignisse zu erinnern und diese in einer logischen Reihenfolge zu ordnen.

Notizen: Führe dieses Tagebuch täglich, um ein kontinuierliches Training für das episodische Gedächtnis zu gewährleisten und gleichzeitig ein persönliches Archiv deiner Tage zu erstellen.

Arbeitsgedächtnis mit Zahlenfolgen

Zahlenreihen merken

Dauer: 5 Minuten

Schwierigkeit: Einfach

Benötigtes Material: Papier und Stift

Prozedur: Schreibe eine Zahlenreihe mit 5 Ziffern auf und versuche, sie dir zu merken. Verdecke die Zahlen dann und schreibe sie aus dem Gedächtnis auf.

Vorteile: Trainiert das Arbeitsgedächtnis und verbessert die Fähigkeit, sich Zahlenfolgen zu merken.

Notizen: Beginne mit 5 Ziffern und erhöhe allmählich die Anzahl, um die Schwierigkeit zu steigern. Tägliches Üben empfohlen.

Umgekehrte Zahlenreihen

Dauer: 5 Minuten

Schwierigkeit: Mittel

Benötigtes Material: Papier und Stift

Prozedur: Schreibe eine Zahlenreihe auf und versuche dann, sie in umgekehrter Reihenfolge zu wiederholen.

Vorteile: Fördert die geistige Flexibilität und das Arbeitsgedächtnis.

Notizen: Erhöhe die Länge der Zahlenreihen, um die Herausforderung zu steigern. Mindestens 3 Mal pro Woche üben.

Zahlen assoziieren

Dauer: 10 Minuten

Schwierigkeit: Mittel

Benötigtes Material: Keines

Prozedur: Denke an eine Zahlenreihe und assoziiere jede Zahl mit einem Bild oder einem Gegenstand. Versuche, die Reihe durch die Bilder wiederherzustellen.

Vorteile: Verbessert die Merkfähigkeit durch visuelle Assoziationen.

Notizen: Wechsle die Assoziationen regelmäßig, um die Übung interessant zu halten. Täglich üben für optimale Ergebnisse.

Zahlenaddition

Dauer: 5-10 Minuten

Schwierigkeit: Mittel

Benötigtes Material: Papier und Stift

Prozedur: Schreibe eine Reihe von Zahlen auf und addiere sie dann im Kopf. Überprüfe anschließend mit dem Taschenrechner oder auf Papier.

Vorteile: Trainiert das Arbeitsgedächtnis und die mathematischen Fähigkeiten.

Notizen: Variiere die Zahlen und ihre Länge, um die Übung anpassungsfähig zu gestalten. 3-4 Mal pro Woche empfohlen.

Zahlenfolgen vorhersagen

Dauer: 10 Minuten

Schwierigkeit: Hoch

Benötigtes Material: Papier und Stift

Prozedur: Schreibe eine Reihe von Zahlen auf, die einem bestimmten Muster folgen (z.B. jede Zahl ist die Summe der beiden vorherigen Zahlen). Versuche, die nächsten Zahlen in der Sequenz zu bestimmen.

Vorteile: Fördert logisches Denken und stärkt das Arbeitsgedächtnis.

Notizen: Beginne mit einfachen Mustern und steigere allmählich die Komplexität. Wiederhole die Übung mehrmals pro Woche.

Zahlenpaare finden

Dauer: 10 Minuten

Schwierigkeit: Mittel

Benötigtes Material: Karten oder Zettel mit Zahlen

Prozedur: Schreibe Zahlen auf einzelne Karten oder Zettel und lege sie verdeckt auf den Tisch. Drehe zwei Karten um, um zu sehen, ob die Zahlen ein vorbestimmtes Paar bilden (z.B. Summe gleich 10). Ziel ist es, alle Paare zu finden.

Vorteile: Verbessert das Arbeitsgedächtnis durch das Merken der Positionen und das schnelle Rechnen.

Notizen: Wechsle die Zahlen und Paar-Bedingungen regelmäßig, um die Übung abwechslungsreich zu gestalten. Empfohlenes Üben: 2-3 Mal pro Woche.

Zahlensalat

Dauer: 5 Minuten

Schwierigkeit: Einfach

Benötigtes Material: Papier und Stift

Prozedur: Schreibe eine Liste von zufälligen Zahlen und lese sie mehrmals durch. Nach einer kurzen Pause versuche, so viele Zahlen wie möglich in der richtigen Reihenfolge aufzuschreiben.

Vorteile: Trainiert das Kurzzeitgedächtnis und die Fähigkeit, sich an Zahlenfolgen zu erinnern.

Notizen: Erhöhe die Anzahl der Zahlen für mehr Herausforderung. Tägliche Übung wird empfohlen.

Zahlenrhythmus

Dauer: 10 Minuten

Schwierigkeit: Mittel

Benötigtes Material: Keines

Prozedur: Wähle eine Zahlenfolge und wiederhole sie in einem bestimmten Rhythmus (z.B. klatschen oder mit den Füßen stampfen). Versuche, die Sequenz zu erweitern, ohne den Rhythmus zu verlieren.

Vorteile: Fördert die Koordination zwischen Gehirn und Körper und stärkt das Arbeitsgedächtnis.

Notizen: Beginne mit kurzen Sequenzen und steigere die Länge allmählich. Übe mehrmals pro Woche, um die Effektivität zu steigern.

Zahlenlabyrinth

Dauer: 15 Minuten

Schwierigkeit: Hoch

Benötigtes Material: Papier und Stift

Prozedur: Zeichne ein Labyrinth auf ein Blatt Papier und nummeriere den Weg durch das Labyrinth. Versuche, den Weg durch das Labyrinth aus dem Gedächtnis zu gehen, indem du die Zahlen in der richtigen Reihenfolge wiederholst.

Vorteile: Trainiert räumliches Vorstellungsvermögen und Arbeitsgedächtnis.

Notizen: Ändere das Layout des Labyrinths, um die Übung herausfordernder zu gestalten. 2-3 Mal pro Woche üben.

Zahlenpyramide

Dauer: 10 Minuten

Schwierigkeit: Hoch

Benötigtes Material: Papier und Stift

Prozedur: Schreibe eine Basis von Zahlen und bilde darüber eine Pyramide, bei der jede Zahl die Summe der zwei Zahlen direkt darunter ist. Versuche, die Pyramide zu vervollständigen und erinnere dich an die Zahlen der Basis.

Vorteile: Verbessert das logische Denken und das Arbeitsgedächtnis.

Notizen: Beginne mit einer kleinen Basis und erweitere die Pyramide schrittweise. Übe diese Aktivität mehrmals pro Woche, um die kognitiven Fähigkeiten zu verbessern.

Zahlenfolge unterbrechen

Dauer: 10 Minuten

Schwierigkeit: Mittel

Benötigtes Material: Keines

Prozedur: Beginne, eine einfache Zahlenfolge laut aufzusagen (z.B. jede Zahl von 1 bis 100), und unterbrich dich selbst in unregelmäßigen Abständen, um eine zufällige Zahl einzufügen. Konzentriere dich darauf, die Hauptsequenz nicht zu verlieren.

Vorteile: Trainiert die Fähigkeit des Arbeitsgedächtnisses, bei Ablenkungen auf Kurs zu bleiben.

Notizen: Variiere die Sequenz und die Intervalle der Unterbrechungen, um die Herausforderung zu erhöhen. Tägliches Üben wird empfohlen.

Rückwärts Zählen in Sprüngen

Dauer: 10 Minuten

Schwierigkeit: Mittel bis hoch

Benötigtes Material: Keines

Prozedur: Beginne bei einer höheren Zahl (z.B. 100) und zähle rückwärts, jedoch in regelmäßigen Sprüngen (z.B. jede 7. Zahl). Versuche, den Rhythmus beizubehalten und keine Zahl zu überspringen.

Vorteile: Verbessert die Konzentration und das Arbeitsgedächtnis, insbesondere für mathematische Sequenzen.

Notizen: Erhöhe die Schwierigkeit, indem du die Sprungweite änderst. Wiederhole die Übung mehrmals pro Woche.

Doppelte Zahlenfolgen

Dauer: 15 Minuten

Schwierigkeit: Hoch

Benötigtes Material: Papier und Stift

Prozedur: Schreibe zwei unterschiedliche Zahlenfolgen auf zwei Streifen Papier. Versuche dann, eine Sequenz laut zu wiederholen, während du gleichzeitig die andere Sequenz liest.

Vorteile: Fördert die Fähigkeit, multiple Informationsströme gleichzeitig zu verarbeiten.

Notizen: Beginne mit kurzen und einfachen Sequenzen, und steigere allmählich die Länge und Komplexität. Übe diese Aktivität 2-3 Mal pro Woche.

Zahlen-Visualisierung

Dauer: 10 Minuten

Schwierigkeit: Mittel

Benötigtes Material: Keines

Prozedur: Schließe deine Augen und stelle dir eine Zahlenreihe visuell vor, während du sie langsam aufsagst. Versuche, jede Zahl in deinem Geist deutlich zu "sehen".

Vorteile: Verbessert die visuelle Komponente des Arbeitsgedächtnisses und die Fähigkeit zur Visualisierung.

Notizen: Variiere die Zahlenfolgen und erhöhe allmählich die Geschwindigkeit. Tägliche Übung wird für die beste Wirkung empfohlen.

Zahlenmatch

Dauer: 15 Minuten

Schwierigkeit: Einfach bis mittel

Benötigtes Material: Karten oder Zettel mit Zahlen, Timer

Prozedur: Schreibe Zahlen auf Karten oder Zettel und lege sie verdeckt aus. Stelle einen Timer auf 1 Minute und versuche, so viele passende Paare wie möglich zu finden, indem du zwei Karten umdrehst und prüfst, ob sie zusammenpassen (z.B. durch Addition oder Multiplikation eine vorher festgelegte Zielzahl ergeben).

Vorteile: Trainiert das Arbeitsgedächtnis durch schnelles Rechnen und Merken der Positionen.

Notizen: Ändere die Regeln für die Paarbildung, um verschiedene mathematische Fähigkeiten zu üben. Mehrmals pro Woche wiederholen, um Geschwindigkeit und Genauigkeit zu verbessern.

Kapitel 3: Sprachübungen

Semantisches Gedächtnis mit Wortlisten

Wortketten bilden

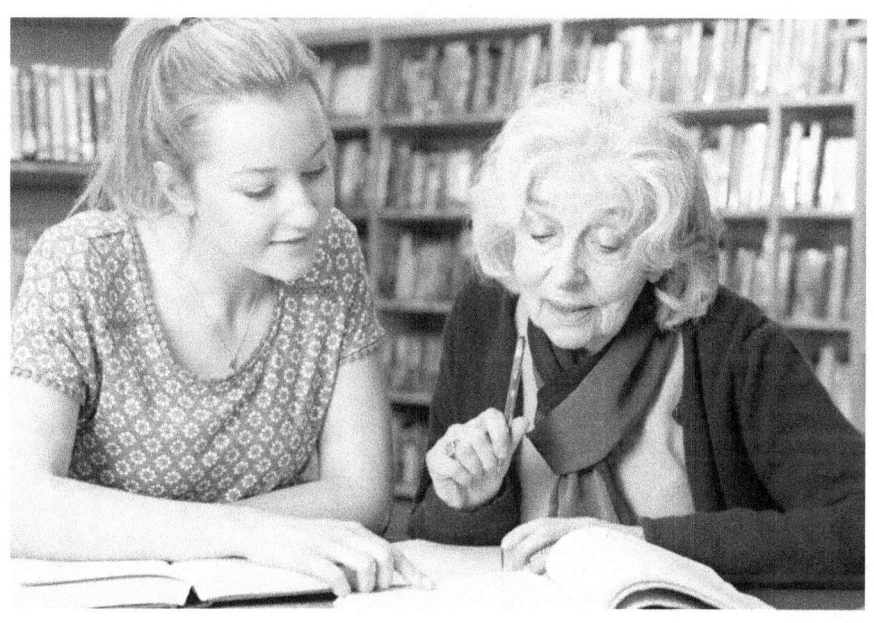

Dauer: 10 Minuten

Schwierigkeit: Einfach

Benötigtes Material: Keines

Prozedur: Beginne mit einem Wort und bilde eine Kette, bei der jedes folgende Wort mit dem letzten Buchstaben des vorherigen beginnt. Versuche, die Kette so lang wie möglich fortzusetzen.

Vorteile: Fördert die sprachliche Flüssigkeit und das semantische Gedächtnis.

Notizen: Täglich mit neuen Anfangswörtern üben, um die Vielfalt zu gewährleisten.

Gegenteile finden

Dauer: 10 Minuten

Schwierigkeit: Einfach

Benötigtes Material: Liste mit Wörtern

Prozedur: Erstelle eine Liste von Wörtern und versuche, zu jedem Wort das Gegenteil zu finden.

Vorteile: Trainiert das Verständnis für Wortbedeutungen und erweitert den Wortschatz.

Notizen: Versuche, diese Übung mit unterschiedlichen Wortlisten 3-4 Mal pro Woche zu wiederholen.

Wortassoziationen

Dauer: 15 Minuten

Schwierigkeit: Mittel

Benötigtes Material: Keines

Prozedur: Wähle ein zufälliges Wort und bilde so viele Assoziationen wie möglich. Notiere diese und versuche, Verbindungen zwischen den Assoziationen zu finden.

Vorteile: Stärkt das semantische Netzwerk und fördert kreative Denkprozesse.

Notizen: Variiere die Startwörter, um die kognitive Flexibilität zu fördern. Täglich üben für beste Ergebnisse.

Kategorien sortieren

Dauer: 15 Minuten

Schwierigkeit: Mittel

Benötigtes Material: Zettel mit verschiedenen Wörtern

Prozedur: Schreibe verschiedene Wörter auf Zettel und sortiere sie dann in selbst gewählte Kategorien.

Vorteile: Verbessert die Fähigkeit, Informationen zu organisieren und das semantische Verständnis.

Notizen: Ändere die Wörter und Kategorien regelmäßig, um die Übung herausfordernd zu gestalten. 2-3 Mal pro Woche empfohlen.

Synonyme suchen

Dauer: 10 Minuten

Schwierigkeit: Einfach

Benötigtes Material: Liste mit Wörtern

Prozedur: Wähle Wörter aus einer Liste und finde zu jedem ein Synonym.

Vorteile: Erweitert den Wortschatz und trainiert das semantische Gedächtnis.

Notizen: Versuche, die Übung täglich mit verschiedenen Wörtern zu wiederholen, um den Wortschatz kontinuierlich zu erweitern.

Erzähl mir eine Geschichte

Dauer: 15 Minuten

Schwierigkeit: Mittel

Benötigtes Material: Liste mit zufälligen Wörtern

Prozedur: Wähle 5-10 Wörter aus einer Liste aus. Versuche, eine kurze Geschichte zu erzählen, die alle ausgewählten Wörter beinhaltet.

Vorteile: Fördert kreatives Denken und die Fähigkeit, semantische Beziehungen zwischen Wörtern herzustellen.

Notizen: Variiere die Wörter regelmäßig und versuche, die Geschichten so detailliert wie möglich zu gestalten. Wiederhole die Übung 2-3 Mal pro Woche.

Wortursprung erraten

Dauer: 10 Minuten

Schwierigkeit: Hoch

Benötigtes Material: Liste mit Wörtern verschiedener Herkunft

Prozedur: Schau dir Wörter an und versuche, ihren Ursprung zu erraten (z.B. griechisch, lateinisch, germanisch). Überprüfe anschließend deine Antworten.

Vorteile: Erweitert den Wortschatz und das Verständnis für die Etymologie der Wörter.

Notizen: Beginne mit einfacheren Wörtern und steigere allmählich die Schwierigkeit. Einmal pro Woche üben.

Merkmale zuordnen

Dauer: 15 Minuten

Schwierigkeit: Mittel

Benötigtes Material: Liste mit Substantiven

Prozedur: Wähle Substantive aus einer Liste aus und ordne jedem Substantiv drei adjektivische Merkmale zu, die am besten passen.

Vorteile: Verbessert die Fähigkeit zur genauen Beschreibung und zum semantischen Verständnis.

Notizen: Wechsle regelmäßig die Substantive und Adjektive, um die Übung abwechslungsreich zu gestalten. Empfohlenes Üben: 3 Mal pro Woche.

Gedicht aus Wörtern

Dauer: 20 Minuten

Schwierigkeit: Hoch

Benötigtes Material: Liste mit zufälligen Wörtern

Prozedur: Wähle 10-15 Wörter aus einer Liste und versuche, ein kurzes Gedicht oder einen Reim zu schreiben, das/den alle Wörter beinhaltet.

Vorteile: Fördert die kreative Nutzung des Wortschatzes und das semantische Gedächtnis.

Notizen: Nutze verschiedene Wortlisten, um die Vielfalt zu erhöhen. Wiederhole die Übung 1-2 Mal pro Woche.

Wörter nach Themen gruppieren

Dauer: 10 Minuten

Schwierigkeit: Einfach

Benötigtes Material: Liste mit zufälligen Wörtern

Prozedur: Betrachte eine Liste von Wörtern und versuche, sie nach selbst gewählten Themen oder Kategorien zu gruppieren (z.B. Natur, Emotionen, Technik).

Vorteile: Verbessert die Fähigkeit zur Kategorisierung und zum thematischen Denken.

Notizen: Ändere die Themen regelmäßig, um die kognitive Flexibilität zu fördern. Empfohlenes Üben: Täglich mit neuen Wortlisten.

Wortbildungen

Dauer: 15 Minuten

Schwierigkeit: Mittel

Benötigtes Material: Liste mit Grundwörtern

Prozedur: Wähle Wörter aus einer Liste und bilde durch Hinzufügen von Präfixen oder Suffixen neue Wörter. Versuche, so viele Variationen wie möglich zu erstellen.

Vorteile: Verbessert das Verständnis für die Struktur der Sprache und erweitert aktiv den Wortschatz.

Notizen: Experimentiere mit verschiedenen Präfixen und Suffixen, um die Vielfalt zu steigern. 2-3 Mal pro Woche durchführen.

Worträtsel

Dauer: 10 Minuten

Schwierigkeit: Einfach

Benötigtes Material: Papier, Stift

Prozedur: Schreibe ein längeres Wort auf und versuche, so viele kleinere Wörter wie möglich aus den Buchstaben des ursprünglichen Wortes zu bilden.

Vorteile: Fördert das Buchstabenverständnis und die Flexibilität im Umgang mit Wortstrukturen.

Notizen: Wähle täglich neue und längere Wörter, um die Herausforderung zu erhöhen. Tägliches Üben empfohlen.

Farben und Wörter

Dauer: 10 Minuten

Schwierigkeit: Einfach

Benötigtes Material: Bunte Stifte, Papier

Prozedur: Schreibe verschiedene Wörter in unterschiedlichen Farben und versuche dann, dich an das Wort zu erinnern, indem du nur die Farbe als Hinweis nutzt.

Vorteile: Verbindet semantisches Gedächtnis mit visuellen Hinweisen, verbessert die Erinnerungsfähigkeit.

Notizen: Wechsle regelmäßig die Farben und Wörter, um die Übung effektiv zu gestalten. 3-4 Mal pro Woche wiederholen.

Geschichtsanfang fortsetzen

Dauer: 20 Minuten

Schwierigkeit: Hoch

Benötigtes Material: Buch oder Zeitschrift

Prozedur: Lies den Anfang einer Geschichte oder eines Artikels und versuche dann, die Geschichte basierend auf den ersten paar Sätzen in deinen eigenen Worten fortzusetzen.

Vorteile: Stärkt die Fähigkeit, Informationen zu behalten und kreativ zu verarbeiten.

Notizen: Nutze verschiedene Bücher oder Artikel, um die Übung abwechslungsreich zu halten. 1-2 Mal pro Woche üben.

Wörter und Emotionen

Dauer: 15 Minuten

Schwierigkeit: Mittel

Benötigtes Material: Liste mit emotional geladenen Wörtern

Prozedur: Wähle Wörter aus einer Liste, die starke Emotionen hervorrufen, und schreibe zu jedem Wort auf, welche Gefühle oder Erinnerungen es bei dir auslöst.

Vorteile: Fördert das tiefe semantische Verständnis und die Verknüpfung von Sprache mit persönlichen Erfahrungen.

Notizen: Fokussiere dich auf unterschiedliche Emotionen und versuche, die Übung regelmäßig mit neuen Wörtern durchzuführen, um ein breites Spektrum an Gefühlen zu erkunden. Empfohlen wird ein wöchentliches Üben.

Narratives Gedächtnis mit Geschichten

Tägliche Ereignisse erzählen

Dauer: 10 Minuten

Schwierigkeit: Einfach

Benötigtes Material: Keines

Prozedur: Denke am Ende des Tages über alle Ereignisse nach, die passiert sind, und versuche, sie einer anderen Person detailliert zu erzählen.

Vorteile: Verbessert das Erinnerungsvermögen und hilft, das narrative Gedächtnis zu stärken.

Notizen: Führe diese Übung täglich durch, um eine Routine zu entwickeln und das narrative Gedächtnis kontinuierlich zu fördern.

Kindheitserinnerungen teilen

Dauer: 15 Minuten

Schwierigkeit: Mittel

Benötigtes Material: Keines

Prozedur: Denke an eine spezifische Erinnerung aus deiner Kindheit und erzähle sie so detailliert wie möglich, einschließlich der Emotionen und der Umgebung.

Vorteile: Aktiviert langfristige Erinnerungen und fördert das narrative Verständnis.

Notizen: Versuche, regelmäßig unterschiedliche Erinnerungen zu teilen, um das Gehirn zu stimulieren. Mindestens einmal pro Woche wiederholen.

Bücher laut vorlesen

Dauer: 20 Minuten

Schwierigkeit: Einfach

Benötigtes Material: Buch

Prozedur: Wähle ein Buch und lese jeden Tag laut ein Kapitel oder einen Abschnitt vor. Diskutiere anschließend über das Gelesene.

Vorteile: Verbessert das Verständnis und die Fähigkeit, Informationen zu behalten und wiederzugeben.

Notizen: Wechsle die Bücher regelmäßig, um das Interesse hoch zu halten. Tägliches Vorlesen wird empfohlen.

Eine Geschichte weiterführen

Dauer: 15 Minuten

Schwierigkeit: Mittel

Benötigtes Material: Keines

Prozedur: Beginne eine Geschichte und bitte jemand anderen, sie fortzuführen. Wechselt euch ab, bis die Geschichte ein Ende findet.

Vorteile: Fördert Kreativität und kooperative narrative Fähigkeiten.

Notizen: Führe diese Übung regelmäßig durch, idealerweise in einer kleinen Gruppe, um die soziale Interaktion zu fördern. 2-3 Mal pro Woche.

Historische Ereignisse nacherzählen

Dauer: 20 Minuten

Schwierigkeit: Mittel

Benötigtes Material: Geschichtsbuch oder Internetzugang

Prozedur: Wähle ein historisches Ereignis aus und recherchiere darüber. Versuche dann, das Ereignis mit allen wichtigen Details und Zusammenhängen nacherzählen.

Vorteile: Trainiert das Gedächtnis, Informationen zu organisieren und in einer erzählenden Form wiederzugeben.

Notizen: Wechsle regelmäßig die Themen, um ein breites Spektrum an Wissen abzudecken. 1-2 Mal pro Woche empfohlen.

Reiseerzählungen

Dauer: 20 Minuten

Schwierigkeit: Mittel

Benötigtes Material: Keines

Prozedur: Denke an eine Reise oder einen Ausflug, den du gemacht hast, und erzähle jemandem oder schreibe die Erlebnisse auf. Beschreibe die Orte, Menschen und besonderen Momente so detailliert wie möglich.

Vorteile: Stärkt das Erinnerungsvermögen für persönliche Erlebnisse und fördert die Fähigkeit, Ereignisse chronologisch zu ordnen.

Notizen: Versuche, regelmäßig über verschiedene Reisen zu erzählen, um die Vielfalt der Erinnerungen zu erhöhen. Ideal wäre, diese Übung einmal pro Woche durchzuführen.

Lieblingsfilm nacherzählen

Dauer: 15 Minuten

Schwierigkeit: Einfach

Benötigtes Material: Keines

Prozedur: Denke an deinen Lieblingsfilm und erzähle die Handlung so detailliert wie möglich nach. Versuche, Charaktere, wichtige Wendepunkte und das Ende zu beschreiben.

Vorteile: Fördert die Fähigkeit, narrative Strukturen zu verstehen und wiederzugeben.

Notizen: Wähle regelmäßig neue Filme oder Bücher, um die Übung abwechslungsreich zu gestalten. 2-3 Mal pro Woche wird empfohlen.

Tagebucheintrag erfinden

Dauer: 15 Minuten

Schwierigkeit: Mittel

Benötigtes Material: Papier, Stift

Prozedur: Erfinde einen Tagebucheintrag für einen fiktiven Charakter. Beschreibe einen Tag im Leben dieses Charakters, einschließlich Ereignisse, Gedanken und Gefühle.

Vorteile: Fördert Kreativität und das Verständnis für persönliche Erzählungen.

Notizen: Experimentiere mit verschiedenen Charakteren und Situationen, um die Übung interessant zu halten. Wiederhole die Übung mehrmals pro Monat.

Historische Figur vorstellen

Dauer: 20 Minuten

Schwierigkeit: Hoch

Benötigtes Material: Internetzugang oder Bücher für die Recherche

Prozedur: Wähle eine historische Figur und recherchiere über ihr Leben. Stelle dir vor, du seist diese Person und erzähle aus ihrer Perspektive über ein bedeutendes Ereignis in ihrem Leben.

Vorteile: Verbessert das Verständnis für historische Zusammenhänge und fördert die Empathie durch das Hineinversetzen in andere Personen.

Notizen: Wechsle die historischen Figuren regelmäßig, um verschiedene Epochen und Ereignisse abzudecken. Ideal wäre eine Wiederholung alle zwei Wochen.

Gedankenstrom

Dauer: 10 Minuten

Schwierigkeit: Einfach

Benötigtes Material: Papier, Stift

Prozedur: Setze dich in Ruhe hin und beginne, deine Gedanken frei auf Papier zu fließen zu lassen. Schreibe ohne Unterbrechung alles auf, was dir in den Sinn kommt, ohne über Grammatik oder Rechtschreibung nachzudenken.

Vorteile: Fördert das Ausdrucksvermögen und hilft, Gedanken und Gefühle zu ordnen.

Notizen: Diese Übung kann täglich durchgeführt werden, um einen kontinuierlichen Fluss von Ideen und Erinnerungen zu fördern und das narrative Gedächtnis zu stärken.

Träume nacherzählen

Dauer: 10 Minuten

Schwierigkeit: Einfach

Benötigtes Material: Tagebuch und Stift

Prozedur: Halte nach dem Aufwachen deine Träume so detailliert wie möglich in einem Tagebuch fest. Versuche später am Tag, den Traum jemandem zu erzählen oder ihn nochmals für dich selbst nacherzählen.

Vorteile: Hilft dabei, das Erinnerungsvermögen zu stärken und die Fähigkeit, abstrakte und komplexe Narrative zu verstehen und zu vermitteln.

Notizen: Versuche, diese Übung täglich am Morgen durchzuführen, um die nächtlichen Erinnerungen frisch zu halten.

Lebensgeschichte eines Gegenstandes

Dauer: 15 Minuten

Schwierigkeit: Mittel

Benötigtes Material: Ein persönlicher Gegenstand

Prozedur: Wähle einen Gegenstand, der dir lieb ist, und erzähle seine Geschichte. Woher kommt er? Welche Bedeutung hat er für dich? Gab es besondere Ereignisse, die mit diesem Gegenstand verbunden sind?

Vorteile: Fördert die Verbindung zwischen persönlichen Erinnerungen und physischen Objekten, stärkt das narrative Gedächtnis.

Notizen: Wähle regelmäßig unterschiedliche Gegenstände, um eine Vielzahl von Erinnerungen und Geschichten zu erkunden. Einmal pro Woche wird empfohlen.

Brief an mein jüngeres Ich

Dauer: 20 Minuten

Schwierigkeit: Hoch

Benötigtes Material: Papier, Stift

Prozedur: Schreibe einen Brief an dein jüngeres Ich. Was würdest du dir selbst mitteilen wollen? Welche Erfahrungen, Weisheiten und Erlebnisse möchtest du teilen?

Vorteile: Ermutigt zur Reflexion über das eigene Leben und fördert die narrative Fähigkeit, persönliche Geschichten zu erzählen.

Notizen: Diese Übung kann ein kraftvolles Werkzeug der Selbstreflexion sein. Wiederhole sie mit verschiedenen Lebensabschnitten als Fokus. Empfohlen alle paar Monate.

Fiktive Dialoge

Dauer: 15 Minuten

Schwierigkeit: Mittel

Benötigtes Material: Keines

Prozedur: Stelle dir vor, du führst ein Gespräch mit einer berühmten Persönlichkeit (historisch oder zeitgenössisch), einem Charakter aus einem Buch oder Film. Was würdest du fragen? Wie könnten sie antworten?

Vorteile: Fördert die Kreativität und verbessert die Fähigkeit, sich in andere Personen hineinzuversetzen und deren mögliche Antworten zu antizipieren.

Notizen: Variiere die Personen und Themen, um die Übung interessant und herausfordernd zu gestalten. 2-3 Mal pro Woche durchführen.

Mein Tag als Geschichte

Dauer: 20 Minuten

Schwierigkeit: Einfach

Benötigtes Material: Tagebuch und Stift

Prozedur: Am Ende des Tages, schreibe die Ereignisse deines Tages als eine zusammenhängende Geschichte nieder, statt sie nur als Liste von Aktivitäten aufzulisten. Versuche, Emotionen, Gedanken und Begegnungen mit einzubeziehen.

Vorteile: Hilft dabei, das narrative Verständnis zu schärfen und alltägliche Ereignisse in einen größeren Kontext zu setzen.

Notizen: Diese Übung kann dabei helfen, das Leben als eine Reihe von zusammenhängenden Geschichten zu sehen, was besonders wertvoll für das Langzeitgedächtnis sein kann. Tägliches Schreiben wird empfohlen.

Kapitel 4: Visuelle Übungen

Visuelles Gedächtnis mit Bildern

Bilder-Gedächtnisspiel

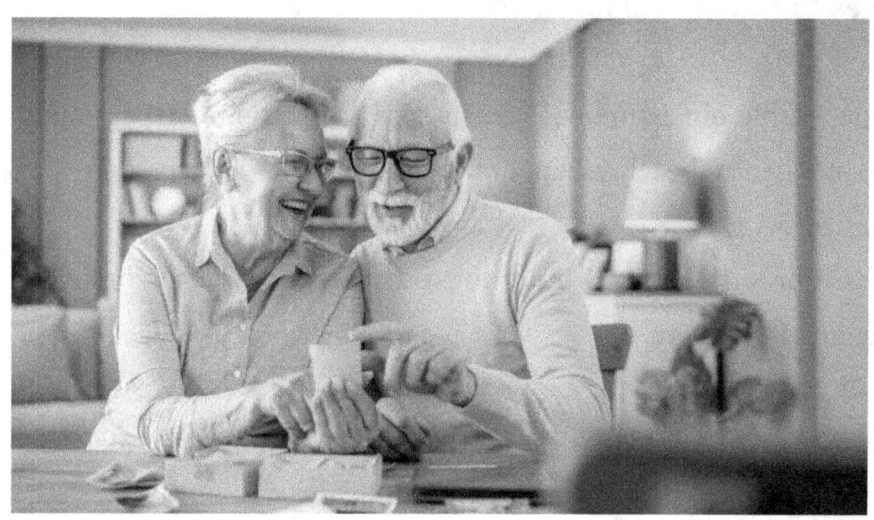

Dauer: 10 Minuten

Schwierigkeit: Einfach

Benötigtes Material: Verschiedene Bilder oder Fotokarten

Prozedur: Betrachte eine Auswahl von Bildern für ein paar Minuten. Decke sie anschließend ab und versuche, jedes Bild im Detail zu erinnern und zu beschreiben.

Vorteile: Trainiert das Erinnerungsvermögen für visuelle Details und stärkt das visuelle Gedächtnis.

Notizen: Wechsle die Bilder regelmäßig aus, um die Übung abwechslungsreich zu gestalten. Tägliches Üben wird empfohlen.

Familienfoto-Beschreibung

Dauer: 15 Minuten

Schwierigkeit: Mittel

Benötigtes Material: Familienfotos

Prozedur: Wähle ein Familienfoto aus und versuche, alle Personen und Details im Bild so genau wie möglich zu beschreiben, ohne direkt darauf zu schauen.

Vorteile: Fördert das Erinnerungsvermögen an persönliche Ereignisse und die Aufmerksamkeit für Details.

Notizen: Nutze verschiedene Fotos für jede Sitzung, um das Gedächtnis kontinuierlich herauszufordern. 2-3 Mal pro Woche durchführen.

Bilderrätsel

Dauer: 20 Minuten

Schwierigkeit: Hoch

Benötigtes Material: Rätselhefte mit Bilderrätseln oder entsprechende Apps

Prozedur: Löse Bilderrätsel, indem du Unterschiede zwischen ähnlichen Bildern findest oder Bilder nach Gedächtnis zusammensetzt.

Vorteile: Trainiert das Erkennen von Mustern und Unterschieden, verbessert die Konzentration und das Detailgedächtnis.

Notizen: Steigere den Schwierigkeitsgrad der Rätsel allmählich, um das Gehirn stetig zu fordern. Mindestens einmal pro Woche üben.

Kunstwerke analysieren

Dauer: 20 Minuten

Schwierigkeit: Mittel

Benötigtes Material: Kunstbücher oder Online-Kunstgalerien

Prozedur: Betrachte ein Kunstwerk für einige Minuten intensiv. Versuche anschließend, so viele Details wie möglich aus dem Gedächtnis zu beschreiben.

Vorteile: Verbessert die Fähigkeit, visuelle Informationen zu speichern und zu erinnern.

Notizen: Variiere die Kunstwerke, um unterschiedliche Stile und Epochen abzudecken. 1-2 Mal pro Woche empfohlen.

Farben und Formen merken

Dauer: 10 Minuten

Schwierigkeit: Einfach

Benötigtes Material: Bunte Formen aus Papier oder Karton

Prozedur: Betrachte eine Gruppe von farbigen Formen für kurze Zeit. Decke sie dann ab und versuche, die Farben und Formen aus dem Gedächtnis zu rekonstruieren.

Vorteile: Trainiert das visuelle Kurzzeitgedächtnis und die Fähigkeit, Farben und Formen zu unterscheiden.

Notizen: Wechsle die Formen und Farben regelmäßig, um die Übung herausfordernd zu halten. Tägliches Üben wird empfohlen.

Stadtplan-Erinnerung

Dauer: 15 Minuten

Schwierigkeit: Hoch

Benötigtes Material: Stadtplan oder Karte einer Stadt

Prozedur: Betrachte einen Stadtplan für einige Minuten genau. Versuche dann, ohne auf den Plan zu schauen, bestimmte Straßen, Sehenswürdigkeiten und ihre Lage zu erinnern und aufzuzeichnen.

Vorteile: Fördert räumliches Vorstellungsvermögen und das Merken komplexer visueller Informationen.

Notizen: Wähle regelmäßig unterschiedliche Stadtpläne, um die Übung abwechslungsreich zu gestalten. 1-2 Mal pro Woche durchführen.

Bildsequenzen erinnern

Dauer: 10 Minuten

Schwierigkeit: Mittel

Benötigtes Material: Bildkarten oder Fotos in sequenzieller Ordnung

Prozedur: Ordne Bildkarten in einer bestimmten Sequenz an. Betrachte die Reihenfolge für einige Minuten, mische dann die Karten und versuche, sie in die ursprüngliche Reihenfolge zurückzubringen.

Vorteile: Verbessert die Fähigkeit, visuelle Sequenzen zu merken und logische Abfolgen zu rekonstruieren.

Notizen: Variiere die Sequenzen und erhöhe allmählich die Anzahl der Bilder, um die Herausforderung zu steigern. Tägliches Üben wird empfohlen.

Gesichter und Namen

Dauer: 20 Minuten

Schwierigkeit: Hoch

Benötigtes Material: Fotos von Personen mit zugehörigen Namen

Prozedur: Betrachte Fotos von Personen und ihre Namen für einige Minuten. Verdecke dann die Namen und versuche, sich an so viele wie möglich zu erinnern.

Vorteile: Trainiert das Erinnern von Gesichtern und zugehörigen Informationen, was besonders im sozialen Kontext nützlich ist.

Notizen: Wechsle die Fotos regelmäßig, um ein breites Spektrum an Gesichtern und Namen zu üben. Mindestens 2-3 Mal pro Woche wiederholen.

Objektdetails notieren

Dauer: 15 Minuten

Schwierigkeit: Mittel

Benötigtes Material: Alltagsgegenstände, Notizblock

Prozedur: Wähle einen Alltagsgegenstand und betrachte ihn genau für einige Minuten. Notiere anschließend so viele Details wie möglich über das Objekt, ohne es erneut anzusehen.

Vorteile: Schärft die Aufmerksamkeit für Details und verbessert die Fähigkeit, visuelle Informationen zu speichern.

Notizen: Nutze unterschiedliche Objekte für jede Übungssitzung, um die Wahrnehmungsvielfalt zu erhöhen. Täglich oder alle zwei Tage üben.

Landschaften beschreiben

Dauer: 20 Minuten

Schwierigkeit: Mittel

Benötigtes Material: Landschaftsbilder oder Postkarten

Prozedur: Betrachte ein Bild einer Landschaft für einige Minuten intensiv. Versuche dann, die Szene so detailliert wie möglich zu beschreiben, einschließlich Farben, Elementen und Stimmung.

Vorteile: Fördert das Erinnerungsvermögen für komplexe visuelle Bilder und stärkt die sprachliche Beschreibungsfähigkeit.

Notizen: Wechsle die Bilder regelmäßig, um verschiedene Arten von Landschaften zu erkunden. 1-2 Mal pro Woche empfohlen.

Kunstwerk-Nachbildung

Dauer: 30 Minuten

Schwierigkeit: Hoch

Benötigtes Material: Kunstbild (aus einem Buch oder online), Zeichenmaterial

Prozedur: Betrachte ein Kunstwerk für eine detaillierte Zeit. Versuche dann, es aus dem Gedächtnis so genau wie möglich nachzuzeichnen. Vergleiche dein Werk anschließend mit dem Original.

Vorteile: Trainiert das Detailgedächtnis und die Fähigkeit, visuelle Informationen zu rekonstruieren. Fördert zudem kreative Fähigkeiten.

Notizen: Wähle unterschiedliche Arten von Kunstwerken, um verschiedene visuelle Herausforderungen zu bieten. Wiederhole die Übung wöchentlich.

Puzzle aus dem Gedächtnis

Dauer: 20 Minuten

Schwierigkeit: Mittel

Benötigtes Material: Puzzle (einfaches Motiv), Timer

Prozedur: Betrachte das Puzzle-Motiv genau für 5 Minuten. Beginne dann, das Puzzle ohne ein weiteres Betrachten des Motivs zu lösen.

Vorteile: Verbessert das räumliche Verständnis und die Fähigkeit, visuelle Informationen im Gedächtnis zu behalten.

Notizen: Starte mit einfachen Puzzles und erhöhe allmählich die Anzahl der Teile, um die Schwierigkeit zu steigern. Wiederhole die Übung mehrmals pro Monat.

Gegenstands-Veränderungen erkennen

Dauer: 15 Minuten

Schwierigkeit: Mittel

Benötigtes Material: Mehrere kleine Gegenstände, Tuch

Prozedur: Platziere mehrere kleine Gegenstände vor dir und betrachte sie genau. Decke sie dann mit einem Tuch ab, verändere einen oder mehrere Gegenstände leicht und versuche, die Veränderung zu erkennen.

Vorteile: Fördert die Aufmerksamkeit für Details und das Kurzzeitgedächtnis für visuelle Szenen.

Notizen: Variiere die Gegenstände und die Art der Veränderung, um die Übung herausfordernd zu halten. Ideal ist eine tägliche Durchführung.

Visuelle Wortassoziation

Dauer: 10 Minuten

Schwierigkeit: Einfach

Benötigtes Material: Liste von Wörtern, Papier und Stifte

Prozedur: Wähle Wörter aus einer Liste und zeichne schnell, was dir zu jedem Wort einfällt, ohne lange darüber nachzudenken.

Vorteile: Verbindet das verbale mit dem visuellen Gedächtnis und fördert kreative Denkprozesse.

Notizen: Experimentiere mit unterschiedlichen Worten und versuche, die Assoziationen so vielfältig wie möglich zu gestalten. Täglich oder alle zwei Tage durchführen.

Fotogeschichte erstellen

Dauer: 30 Minuten

Schwierigkeit: Hoch

Benötigtes Material: Eine Reihe von thematisch ähnlichen Fotos oder Postkarten

Prozedur: Ordne die Fotos in eine logische Reihenfolge, die eine Geschichte erzählt. Versuche dann, die Geschichte basierend auf den Bildern zu erzählen oder aufzuschreiben.

Vorteile: Fördert die Fähigkeit, eine kohärente Geschichte aus visuellen Hinweisen zu konstruieren. Trainiert das Erinnerungsvermögen und die narrative Kreativität.

Notizen: Wähle unterschiedliche Themensets für die Fotogeschichten, um die Vielfalt zu erhöhen. Wiederhole diese Übung mehrmals pro Monat, um kontinuierlich neue narrative Fähigkeiten zu entwickeln.

Räumliches Gedächtnis mit Wegen

Wegbeschreibung im Kopf

Dauer: 10 Minuten

Schwierigkeit: Einfach

Benötigtes Material: Keines

Prozedur: Stelle dir den Weg von deinem Zuhause zu einem bekannten Ort vor, ohne eine Karte zu verwenden. Versuche, alle Abzweigungen, wichtigen Orientierungspunkte und Geschäfte entlang des Weges zu erinnern.

Vorteile: Stärkt das räumliche Gedächtnis und die Fähigkeit, sich mentale Karten von bekannten Wegen zu merken.

Notizen: Wiederhole die Übung täglich mit verschiedenen Zielen, um die räumliche Orientierung zu verbessern.

Der virtuelle Spaziergang

Dauer: 15 Minuten

Schwierigkeit: Mittel

Benötigtes Material: Keines

Prozedur: Wähle einen dir gut bekannten Spazierweg und gehe ihn in Gedanken ab, beginnend von einem Punkt bis zum Ziel. Erinnere dich an alle Details, die dir auf dem Weg begegnen.

Vorteile: Trainiert das Gedächtnis für räumliche Wege und Details in der Umgebung.

Notizen: Variiere die Spazierwege und versuche, die Details immer genauer zu erfassen. Mehrmals pro Woche durchführen.

Räumliches Puzzle

Dauer: 20 Minuten

Schwierigkeit: Hoch

Benötigtes Material: Puzzleteile oder ausgeschnittene Bilder, die einen Weg oder eine Route darstellen

Prozedur: Versuche, die Puzzleteile oder Bilder so zusammenzusetzen, dass sie einen sinnvollen Weg oder eine Route ergeben.

Vorteile: Fördert die Fähigkeit, räumliche Beziehungen zu verstehen und logisch zu ordnen.

Notizen: Beginne mit einfacheren Puzzles und steigere allmählich die Komplexität. Ein- bis zweimal pro Woche üben.

Orientierungspunkte merken

Dauer: 10 Minuten

Schwierigkeit: Einfach

Benötigtes Material: Keines

Prozedur: Denke an einen dir bekannten Weg und identifiziere die Hauptorientierungspunkte. Versuche, deren Namen und ihre Reihenfolge entlang des Weges zu erinnern.

Vorteile: Hilft, das Gedächtnis für wichtige Orientierungspunkte und deren räumliche Anordnung zu stärken.

Notizen: Erweitere regelmäßig die Auswahl der Wege und der Orientierungspunkte. Tägliches Üben ist empfehlenswert.

Wegbeschreibungen umkehren

Dauer: 15 Minuten

Schwierigkeit: Mittel

Benötigtes Material: Keines

Prozedur: Denke an eine Wegbeschreibung, die du gut kennst, und versuche, sie in umgekehrter Reihenfolge zu rekonstruieren, als würdest du den Weg rückwärts gehen.

Vorteile: Trainiert das Gehirn, räumliche Informationen flexibel zu verarbeiten und die Perspektive zu wechseln.

Notizen: Übe mit verschiedenen Wegbeschreibungen, um die mentale Flexibilität zu steigern. Mehrmals pro Woche wiederholen.

Erkundung neuer Wege

Dauer: 30 Minuten

Schwierigkeit: Hoch

Benötigtes Material: Stadtplan oder GPS-Gerät (als Backup)

Prozedur: Gehe oder fahre einen dir unbekannten Weg entlang und versuche, dir die Route genau zu merken. Wiederhole den Weg anschließend ohne Hilfe des Stadtplans oder GPS.
Vorteile: Verbessert die Fähigkeit, sich unbekannte Wege zu merken und das räumliche Orientierungsvermögen zu stärken.

Notizen: Beginne mit kürzeren, einfacheren Wegen und steigere allmählich die Komplexität. Einmal pro Woche durchführen.

Gedächtniskarte erstellen

Dauer: 20 Minuten

Schwierigkeit: Mittel

Benötigtes Material: Papier und Stifte

Prozedur: Stelle dir einen dir bekannten Ort vor (z.B. deine Wohnung, deinen Garten oder deine Nachbarschaft) und zeichne eine Karte dieses Ortes aus dem Gedächtnis, einschließlich aller wichtigen Details.

Vorteile: Fördert die Visualisierungsfähigkeit und das Verständnis für räumliche Beziehungen.

Notizen: Wechsle regelmäßig die Orte, die du zeichnest, um verschiedene räumliche Szenarien zu erforschen. 2-3 Mal pro Monat wiederholen.

Schritt-für-Schritt-Navigation

Dauer: 15 Minuten

Schwierigkeit: Einfach

Benötigtes Material: Keines

Prozedur: Wähle einen Raum in deinem Zuhause und beschreibe den Weg zu einem bestimmten Gegenstand in diesem Raum, ohne diesen zu betreten. Konzentriere dich darauf, jeden Schritt und jede Drehung genau zu beschreiben.

Vorteile: Verbessert die Fähigkeit, räumliche Distanzen und Richtungen zu schätzen und zu erinnern.

Notizen: Variiere die Start- und Zielpunkte, um die Übung vielseitiger zu gestalten. Täglich üben, um die räumliche Vorstellung kontinuierlich zu verbessern.

Orientierung nach Kompass

Dauer: 30 Minuten

Schwierigkeit: Hoch

Benötigtes Material: Kompass

Prozedur: Nutze einen Kompass, um dich in einem bekannten Gebiet zu orientieren. Bestimme die Himmelsrichtungen von verschiedenen Punkten aus und versuche, ohne visuelle Hilfen zu deinem Ausgangspunkt zurückzukehren.

Vorteile: Schult die Fähigkeit, sich mithilfe von Himmelsrichtungen zu orientieren und verbessert das Verständnis für geografische Zusammenhänge.

Notizen: Übe in unterschiedlichen Umgebungen, um die Anpassungsfähigkeit an neue räumliche Gegebenheiten zu trainieren. Einmal pro Woche empfohlen.

Memory-Weg

Dauer: 10 Minuten

Schwierigkeit: Einfach

Benötigtes Material: Verschiedene kleine Gegenstände

Prozedur: Platziere mehrere kleine Gegenstände in einer Linie oder einem Pfad. Gehe den Weg ab und versuche, die Position jedes Gegenstandes zu merken. Kehre anschließend um und versuche, jeden Gegenstand in der richtigen Reihenfolge zu benennen.

Vorteile: Trainiert das Kurzzeitgedächtnis für räumliche Anordnungen und die Fähigkeit, visuelle Informationen zu speichern.

Notizen: Variiere die Gegenstände und die Anordnung regelmäßig, um die Herausforderung zu steigern. Tägliches Üben wird für eine kontinuierliche Verbesserung empfohlen.

Versteckte Objekte wiederfinden

Dauer: 20 Minuten

Schwierigkeit: Mittel

Benötigtes Material: Verschiedene kleine Gegenstände, Tücher

Prozedur: Verstecke mehrere kleine Gegenstände in einem Raum unter Tüchern oder in Schubladen. Versuche, die Position jedes versteckten Gegenstandes zu merken. Verlasse den Raum, warte einige Minuten und versuche dann, alle Gegenstände wiederzufinden.

Vorteile: Verbessert das Erinnerungsvermögen für räumliche Positionen und trainiert die Fähigkeit, sich komplexe Anordnungen zu merken.

Notizen: Erhöhe allmählich die Anzahl der versteckten Objekte, um die Herausforderung zu steigern. Wiederhole die Übung 1-2 Mal pro Woche.

Routen aus der Vogelperspektive

Dauer: 15 Minuten

Schwierigkeit: Hoch

Benötigtes Material: Luftbilder oder Kartenmaterial von bekannten Orten

Prozedur: Betrachte Luftbilder oder Karten von bekannten Orten und versuche, die Routen zwischen zwei Punkten aus der Vogelperspektive zu memorieren. Versuche anschließend, diese Routen ohne Betrachten der Bilder zu rekonstruieren.

Vorteile: Fördert das Verständnis für geografische Zusammenhänge und verbessert die Fähigkeit, sich räumliche Beziehungen vorzustellen.

Notizen: Wechsle regelmäßig die Orte und Routen, um eine breite Palette räumlicher Herausforderungen zu bieten. Einmal pro Woche üben.

3D-Puzzle

Dauer: 30 Minuten

Schwierigkeit: Hoch

Benötigtes Material: 3D-Puzzle oder Bauklötze

Prozedur: Versuche, ein 3D-Puzzle oder eine Struktur aus Bauklötzen nach einer Vorlage oder aus dem Gedächtnis zu bauen. Konzentriere dich darauf, die räumliche Anordnung der Teile genau zu erinnern.

Vorteile: Trainiert das räumliche Vorstellungsvermögen und die Fähigkeit, dreidimensionale Strukturen zu verstehen und zu rekonstruieren.

Notizen: Beginne mit einfacheren Strukturen und steigere allmählich die Komplexität der Puzzles. 2-3 Mal pro Monat wiederholen.

Wegebeschreibung schreiben

Dauer: 20 Minuten

Schwierigkeit: Mittel

Benötigtes Material: Papier und Stift

Prozedur: Wähle einen dir bekannten Weg und schreibe eine detaillierte Wegebeschreibung, als würdest du jemand anderem Anweisungen geben. Versuche, alle wichtigen Orientierungspunkte und Abzweigungen einzubeziehen.

Vorteile: Verbessert die Fähigkeit, räumliche Informationen zu artikulieren und zu strukturieren.

Notizen: Variiere die Wege und versuche, die Beschreibungen so präzise wie möglich zu gestalten. Wiederhole die Übung regelmäßig, um die Genauigkeit zu verbessern.

Orientierung mit Musik

Dauer: 15 Minuten

Schwierigkeit: Mittel

Benötigtes Material: Musikplayer, Kopfhörer

Prozedur: Gehe einen dir bekannten Weg, während du Musik hörst. Konzentriere dich darauf, bestimmte Lieder mit bestimmten Orten oder Abschnitten des Weges zu assoziieren. Versuche später, die Route in Gedanken nachzuvollziehen und erinnere dich an die Musik, die du an den verschiedenen Punkten gehört hast.

Vorteile: Verbindet räumliche Erinnerungen mit auditiven Reizen, was das Erinnerungsvermögen für Wege verstärken kann.

Notizen: Experimentiere mit verschiedenen Musikstücken und Wegen. Diese Übung kann täglich durchgeführt werden, um die Assoziationen zu vertiefen.

Kapitel 5: Sozialer Austausch

Gedächtnis von Namen und Gesichtern in Gruppen.

Namens- und Gesichtsverknüpfung

Dauer: 15 Minuten

Schwierigkeit: Mittel

Benötigtes Material: Fotos von Personen mit Namensschildern

Prozedur: Zeige Fotos von Personen, jeweils mit einem Namensschild darunter. Betrachte jedes Foto für etwa 30 Sekunden. Verdecke dann die Namen und versuche, sich an so viele Namen wie möglich zu erinnern.

Vorteile: Stärkt das Gedächtnis für die Verknüpfung von Namen und Gesichtern.

Notizen: Wechsle die Fotos regelmäßig, um die Vielfalt zu gewährleisten. Täglich üben, um die Erinnerungsfähigkeit zu verbessern.

Gruppenspiel: Wer bin ich?

Dauer: 20 Minuten

Schwierigkeit: Mittel

Benötigtes Material: Klebezettel, Stift

Prozedur: Jede Person in der Gruppe schreibt den Namen einer bekannten Persönlichkeit auf einen Klebezettel und klebt diesen auf die Stirn einer anderen Person, ohne dass diese den Namen sehen kann. Durch Fragen, die nur mit Ja oder Nein beantwortet werden dürfen, muss jeder erraten, welcher Name auf seiner Stirn steht.

Vorteile: Fördert die soziale Interaktion und trainiert das Erinnerungsvermögen an Namen und Gesichter.

Notizen: Dieses Spiel kann in regelmäßigen Abständen wiederholt werden, um den Spaßfaktor hoch zu halten und das Gedächtnis zu trainieren.

Erinnerungsrunde

Dauer: 10 Minuten

Schwierigkeit: Einfach

Benötigtes Material: Keines

Prozedur: In einer Gruppensitzung stellt sich jede Person kurz mit Namen und einem interessanten Fakt über sich selbst vor. Am Ende der Runde versucht jeder, sich an die Namen und Fakten der anderen zu erinnern.

Vorteile: Verbessert die Fähigkeit, Namen mit Informationen zu verknüpfen.

Notizen: Diese Übung sollte bei jedem Gruppentreffen zu Beginn durchgeführt werden, um neue Mitglieder einzubeziehen und die Gedächtnisleistung zu fördern.

Gesichter zeichnen

Dauer: 30 Minuten

Schwierigkeit: Hoch

Benötigtes Material: Papier, Bleistifte

Prozedur: Betrachte das Foto einer Person für einige Minuten. Verdecke es dann und versuche, das Gesicht so detailliert wie möglich zu zeichnen, einschließlich markanter Merkmale. Beschrifte das Bild anschließend mit dem Namen der Person.

Vorteile: Trainiert das visuelle Gedächtnis für Gesichter und die Verknüpfung mit Namen.

Notizen: Beginne mit einfacheren Gesichtern und steigere allmählich die Komplexität. Wiederhole die Übung wöchentlich.

Geschichtenerzählen mit Namen

Dauer: 20 Minuten

Schwierigkeit: Mittel

Benötigtes Material: Liste mit Namen

Prozedur: Erstelle eine kurze Geschichte, in die du so viele Namen wie möglich aus einer vorgegebenen Liste einbaust. Versuche, jedem Namen in der Geschichte eine spezifische Rolle oder Eigenschaft zuzuweisen.

Vorteile: Hilft, Namen mit bestimmten Charaktereigenschaften oder Rollen zu assoziieren und verbessert so das Erinnerungsvermögen.

Notizen: Variiere die Namen und Geschichten regelmäßig, um die Übung abwechslungsreich zu gestalten. Ideal ist eine Durchführung alle zwei Wochen.

Gesichter-Memory

Dauer: 20 Minuten

Schwierigkeit: Mittel

Benötigtes Material: Memory-Spiel mit Gesichtern oder selbst erstellte Karten mit Fotos von Personen

Prozedur: Spiele ein Memory-Spiel, bei dem du Paare von Karten mit demselben Gesicht finden musst. Versuche, dir die Position jeder Karte zu merken und gleichzeitig den Namen der Person zu wiederholen, wenn du ein Paar aufdeckst.

Vorteile: Fördert die visuelle Merkfähigkeit für Gesichter und die Verknüpfung von Gesichtern mit Namen.

Notizen: Wechsle die Fotos regelmäßig, um neue Gesichter und Namen einzuführen. 2-3 Mal pro Woche wiederholen, um die Effektivität zu maximieren.

Namen zu Berufen zuordnen

Dauer: 15 Minuten

Schwierigkeit: Einfach

Benötigtes Material: Karten mit Namen und Karten mit Berufen

Prozedur: Ordne jedem Namen einen Beruf zu, indem du Karten mit Namen und Berufen mischst. Versuche dann, dir zu merken, welchen Beruf du welcher Person zugeordnet hast.

Vorteile: Stärkt das assoziative Gedächtnis und verbessert die Fähigkeit, Informationen über Personen zu behalten.

Notizen: Erstelle neue Sets von Namen und Berufen für jede Übungssitzung, um die Vielfalt zu erhöhen. Ideal ist eine Durchführung einmal pro Woche.

Gesichter zeichnen und benennen

Dauer: 30 Minuten

Schwierigkeit: Hoch

Benötigtes Material: Papier, Stifte, Fotos von Personen

Prozedur: Betrachte ein Foto von einer Person für einige Minuten. Versuche dann, das Gesicht so genau wie möglich zu zeichnen und das Bild mit dem Namen der Person zu beschriften. Überprüfe am Ende, wie genau deine Zeichnung und Namenszuordnung ist.

Vorteile: Trainiert das visuelle Gedächtnis und die Fähigkeit, Gesichter mit Namen zu verknüpfen.

Notizen: Nutze unterschiedliche Fotos für jede Sitzung, um die Merkfähigkeit kontinuierlich zu fordern. Wiederhole diese Übung mehrmals im Monat.

Namenskette bilden

Dauer: 10 Minuten

Schwierigkeit: Mittel

Benötigtes Material: Keines

Prozedur: Jede Person in der Gruppe nennt ihren Namen und fügt ein Adjektiv hinzu, das mit demselben Buchstaben wie ihr Name beginnt (z.B. "Lustige Laura"). Die nächste Person wiederholt den Namen und das Adjektiv der vorherigen Person(en) und fügt ihren eigenen hinzu.

Vorteile: Verbessert die Merkfähigkeit für Namen und fügt ein spielerisches Element der Wiederholung hinzu.

Notizen: Diese Übung ist besonders wirksam in neuen Gruppen oder zu Beginn von Treffen. Wiederhole sie regelmäßig, um die Namen besser zu merken.

Video-Namensspiel

Dauer: 20 Minuten

Schwierigkeit: Mittel

Benötigtes Material: Videos von Gruppenaktivitäten

Prozedur: Schaue ein Video von einer Gruppenaktivität, bei der die Teilnehmer namentlich genannt werden. Versuche, sich so viele Namen wie möglich zu merken und diese den entsprechenden Gesichtern zuzuordnen.

Vorteile: Stärkt das Erinnerungsvermögen für Namen in einem dynamischen Kontext und fördert die Aufmerksamkeit für verbale und visuelle Informationen.

Notizen: Variiere die Videos, um unterschiedliche Kontexte und Personengruppen einzuschließen. Ideal ist eine Durchführung nach jedem neuen Gruppenevent.

Austausch von Erinnerungen in Gruppen.

Gemeinsame Erinnerungsstunde

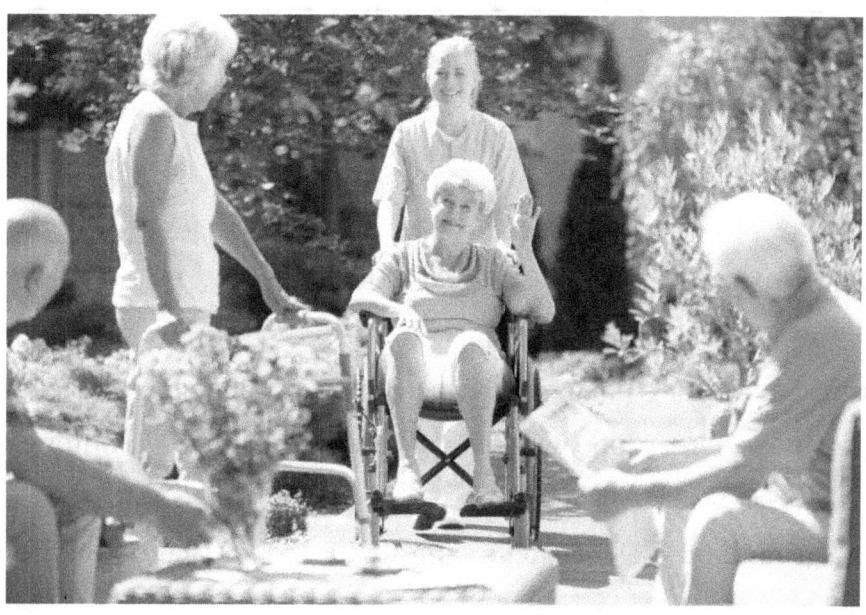

Dauer: 30 Minuten

Schwierigkeit: Einfach

Benötigtes Material: Bequeme Sitzgelegenheiten

Prozedur: Die Teilnehmer sitzen im Kreis und jeder teilt abwechselnd eine Erinnerung aus seiner Jugend. Die anderen hören aktiv zu und stellen nach der Erzählung Fragen, um mehr Details zu erfahren.

Vorteile: Fördert das soziale Miteinander und stärkt das autobiografische Gedächtnis.

Notizen: Führe diese Übung regelmäßig durch, idealerweise einmal pro Woche, um den Austausch und das Zusammengehörigkeitsgefühl in der Gruppe zu fördern.

Foto-Präsentation

Dauer: 20 Minuten

Schwierigkeit: Mittel

Benötigtes Material: Fotos, Beamer oder Fotobücher

Prozedur: Teilnehmer bringen Fotos aus verschiedenen Lebensabschnitten mit und präsentieren diese der Gruppe, während sie die Geschichten dahinter erzählen.

Vorteile: Stimuliert das visuelle und autobiografische Gedächtnis und fördert die Erzählfähigkeit.

Notizen: Organisiere diese Sitzungen thematisch (z.B. Kindheit, Reisen, Feste) und wiederhole sie monatlich, um ein breites Spektrum an Erinnerungen abzudecken.

Erinnerungskiste

Dauer: 30 Minuten

Schwierigkeit: Einfach

Benötigtes Material: Eine Kiste, verschiedene Gegenstände aus der Vergangenheit

Prozedur: Platziere verschiedene Gegenstände in einer Kiste. Jeder Teilnehmer zieht einen Gegenstand heraus und erzählt eine damit verbundene Erinnerung oder Geschichte.

Vorteile: Regt das Erinnerungsvermögen an und fördert die Verbalisierung von Erlebnissen.

Notizen: Wechsle die Gegenstände regelmäßig aus, um neue Erinnerungen und Diskussionen anzuregen. Ideal ist eine Durchführung alle zwei Wochen.

Thematische Erzählrunden

Dauer: 30 Minuten

Schwierigkeit: Einfach

Benötigtes Material: Keines

Prozedur: Wähle für jede Sitzung ein spezifisches Thema (z.B. "Mein erstes Auto", "Schulzeit"). Die Teilnehmer erzählen der Reihe nach ihre Erlebnisse zu diesem Thema.

Vorteile: Erleichtert den Einstieg in Erinnerungen durch thematische Vorgaben und stärkt das Gruppengefühl.

Notizen: Variiere die Themen, um ein breites Spektrum an Erinnerungen zu erfassen. Wiederhole die Übung regelmäßig, um die Teilnehmer aktiv und engagiert zu halten.

Erinnerungslieder

Dauer: 20 Minuten

Schwierigkeit: Einfach

Benötigtes Material: Musikabspielgerät, Auswahl an Liedern aus verschiedenen Jahrzehnten

Prozedur: Spiele Lieder aus verschiedenen Jahrzehnten ab und bitte die Teilnehmer, sich zu melden, wenn sie ein Lied erkennen und dazu eine persönliche Geschichte oder Erinnerung teilen möchten.

Vorteile: Musik kann starke Erinnerungen hervorrufen und den emotionalen Ausdruck fördern.

Notizen: Stelle eine vielfältige Playlist zusammen, um möglichst viele Lebensphasen der Teilnehmer abzudecken. Diese Übung kann bei jeder Zusammenkunft als Eisbrecher dienen.

Geschichten aus dem Hut

Dauer: 30 Minuten

Schwierigkeit: Einfach

Benötigtes Material: Hut, Zettel mit vorgeschlagenen Erinnerungsthemen

Prozedur: Jeder Teilnehmer schreibt ein Thema oder eine Frage, die mit persönlichen Erinnerungen zusammenhängt, auf einen Zettel und wirft diesen in einen Hut. Reihum zieht jeder einen Zettel und teilt eine passende Erinnerung mit der Gruppe.

Vorteile: Fördert den Austausch von vielfältigen Lebenserfahrungen und stärkt das Gefühl der Gemeinschaft.

Notizen: Um alle einzubeziehen, kann jeder Teilnehmer mehrmals ziehen. Führe diese Übung monatlich durch, um regelmäßigen Austausch zu gewährleisten.

Erinnerungs-Match-Spiel

Dauer: 20 Minuten

Schwierigkeit: Mittel

Benötigtes Material: Karten mit Bildern und zugehörigen Geschichten oder Beschreibungen

Prozedur: Erstelle Kartenpaare, bei denen jede Karte ein Bild zeigt und die andere eine kurze Geschichte oder Beschreibung dazu enthält. Die Teilnehmer versuchen, passende Paare zu finden, indem sie sich an die zuvor gehörten Geschichten erinnern.

Vorteile: Trainiert das Gedächtnis für visuelle Informationen und die zugehörigen Erzählungen.

Notizen: Passe die Geschichten an die Gruppenteilnehmer an und aktualisiere die Karten regelmäßig. Ideal ist eine Wiederholung alle zwei Wochen.

Lebenslinien

Dauer: 45 Minuten

Schwierigkeit: Hoch

Benötigtes Material: Große Papierbögen, Stifte

Prozedur: Jeder Teilnehmer zeichnet eine „Lebenslinie" auf ein großes Blatt Papier, markiert wichtige Lebensereignisse mit Daten und kurzen Beschreibungen. Anschließend teilt jeder seine Lebenslinie mit der Gruppe.

Vorteile: Ermutigt zur Reflexion über das eigene Leben und fördert das Verständnis und Mitgefühl innerhalb der Gruppe.

Notizen: Unterstütze die Teilnehmer bei Bedarf beim Erstellen ihrer Lebenslinien. Diese Übung eignet sich besonders für spezielle Gruppensitzungen oder Workshops.

Briefe aus der Vergangenheit

Dauer: 30 Minuten

Schwierigkeit: Mittel

Benötigtes Material: Papier, Umschläge, Stifte

Prozedur: Die Teilnehmer schreiben einen Brief an ihr jüngeres Ich oder an eine wichtige Person in ihrer Vergangenheit. Sie teilen den Inhalt ihres Briefes (sofern sie sich dabei wohlfühlen) mit der Gruppe.

Vorteile: Bietet eine tiefgreifende Möglichkeit zur Selbstreflexion und zum Teilen bedeutungsvoller persönlicher Geschichten.

Notizen: Respektiere die Privatsphäre der Teilnehmer und dränge niemanden dazu, seinen Brief zu teilen. Diese Übung kann jährlich wiederholt werden, um die persönliche Entwicklung zu reflektieren.

Rezept- und Geschichtenaustausch

Dauer: 30 Minuten

Schwierigkeit: Einfach

Benötigtes Material: Rezepte, eventuell Zutaten oder fertige Gerichte

Prozedur: Jeder Teilnehmer bringt ein Rezept mit, das eine besondere Bedeutung hat, und erzählt die Geschichte oder die Erinnerungen, die damit verbunden sind. Wenn möglich, können die Gerichte auch zubereitet und gemeinsam probiert werden.

Vorteile: Verknüpft den Geschmackssinn mit Erinnerungen und fördert den kulturellen Austausch innerhalb der Gruppe.

Notizen: Diese Übung eignet sich hervorragend für thematische Gruppentreffen oder Feiertagsfeiern. Wiederhole sie mit verschiedenen kulinarischen Themen, um Abwechslung zu bieten.

Gemeinschaftsquilt der Erinnerungen

Dauer: Mehrere Sitzungen

Schwierigkeit: Hoch

Benötigtes Material: Stoffstücke, Farben, Nadel und Faden

Prozedur: Jeder Teilnehmer gestaltet ein Stoffstück, das eine besondere Erinnerung symbolisiert. Die Stücke werden anschließend zu einem gemeinsamen Quilt zusammengenäht. Während der Gestaltung teilen die Teilnehmer die Geschichten hinter ihren Stoffstücken.

Vorteile: Fördert Kreativität und das Teilen persönlicher Geschichten in einem gemeinschaftlichen Projekt.

Notizen: Beginne mit der Planung und Sammlung der Materialien und setze das Projekt über mehrere Sitzungen um. Ideal für eine jährliche Gruppenaktivität.

Digitales Fotoalbum

Dauer: 40 Minuten

Schwierigkeit: Mittel

Benötigtes Material: Computer oder Tablet, digitale Fotos

Prozedur: Die Gruppenmitglieder bringen digitale Fotos mit, die wichtige Momente ihres Lebens zeigen. Gemeinsam erstellt die Gruppe ein digitales Fotoalbum und jedes Mitglied erzählt die Geschichte hinter seinen Bildern.

Vorteile: Nutzt moderne Technologie, um Erinnerungen zu teilen und das digitale Gedächtnis zu fördern.

Notizen: Regelmäßig aktualisieren, um neue Erinnerungen und Geschichten hinzuzufügen. Diese Aktivität kann halbjährlich wiederholt werden.

Zeitkapsel

Dauer: 1 Stunde

Schwierigkeit: Mittel

Benötigtes Material: Box, verschiedene kleine Gegenstände und Notizen

Prozedur: Jedes Gruppenmitglied wählt einen Gegenstand oder schreibt eine Notiz, die eine besondere Erinnerung repräsentiert, und erklärt deren Bedeutung. Alle Gegenstände und Notizen werden in einer Zeitkapsel gesammelt, die zu einem späteren Zeitpunkt wieder geöffnet wird.

Vorteile: Schafft ein physisches Archiv von Gruppenerinnerungen und fördert die Vorfreude auf das Wiederöffnen.

Notizen: Bestimme ein Datum in der Zukunft für das Öffnen der Zeitkapsel. Diese Aktivität eignet sich besonders für jährliche Gruppentreffen.

Biografische Interviews

Dauer: 30 Minuten pro Interview

Schwierigkeit: Mittel

Benötigtes Material: Aufnahmegerät (optional)

Prozedur: In Paaren führen die Teilnehmer gegenseitig biografische Interviews durch, basierend auf vorbereiteten Fragen zu verschiedenen Lebensabschnitten. Die Interviews können aufgezeichnet werden, um sie später gemeinsam anzuhören.

Vorteile: Vertieft das gegenseitige Verständnis und stärkt die Bindungen innerhalb der Gruppe durch das Teilen persönlicher Lebensgeschichten.

Notizen: Wechsle die Interviewpartner regelmäßig, um jedem die Möglichkeit zu geben, sich mit verschiedenen Gruppenmitgliedern auszutauschen. Ideal für monatliche Sitzungen.

Erinnerungsbücher

Dauer: Mehrere Sitzungen

Schwierigkeit: Hoch

Benötigtes Material: Notizbücher, Stifte, Fotos, Kleber

Prozedur: Jeder Teilnehmer erhält ein Notizbuch, um ein persönliches Erinnerungsbuch zu gestalten. Dieses kann mit Fotos, Notizen, Gedichten und Geschichten gefüllt werden. In regelmäßigen Treffen teilen die Teilnehmer ihre Fortschritte und Geschichten aus ihren Büchern.

Vorteile: Ermöglicht eine individuelle und kreative Auseinandersetzung mit den eigenen Lebenserfahrungen und fördert das Teilen dieser Erlebnisse in der Gruppe.

Notizen: Fördere die Teilnehmer dazu, regelmäßig an ihren Büchern zu arbeiten und Inhalte in der Gruppe zu teilen. Diese Aktivität kann über einen längeren Zeitraum fortgesetzt werden, um ein detailliertes Dokument persönlicher Geschichten zu erstellen.

Schlussfolgerungen

Vorteile des Gedächtnistrainings

Die Betrachtung der Vorteile des Gedächtnistrainings öffnet uns die Tür zu einem Raum voller Möglichkeiten, nicht nur für die Steigerung unserer kognitiven Fähigkeiten, sondern auch für eine umfassende Verbesserung unserer Lebensqualität. Gedächtnistraining ist weit mehr als nur das bloße Bemühen, sich Namen oder Zahlen besser merken zu können; es ist eine umfassende Stärkung unseres geistigen Fundaments, die in jeder Facette unseres Lebens positive Auswirkungen haben kann.

Einer der herausragenden Vorteile des Gedächtnistrainings ist die Steigerung der Gehirnleistung und -effizienz. Wie ein gut geöltes Räderwerk kann unser Gehirn durch regelmäßige Übungen effizienter werden, was uns ermöglicht, Informationen schneller zu verarbeiten und abzurufen. Dies ist besonders wichtig in einer Zeit, in der die Informationsflut täglich zunimmt und wir uns in einer ständig wandelnden Umgebung zurechtfinden müssen.

Darüber hinaus hat sich gezeigt, dass Gedächtnistraining zur Verzögerung oder sogar zur Prävention von altersbedingten kognitiven Beeinträchtigungen beitragen kann. Indem wir unser Gehirn aktiv und engagiert halten, können wir die typischen Alterserscheinungen des Gehirns herausfordern und somit zu einem längeren, geistig aktiven Leben beitragen. Dies bedeutet nicht nur eine höhere Unabhängigkeit im Alter, sondern auch eine verbesserte Lebensqualität durch die Erhaltung der kognitiven Funktionen.

Ein weiterer wesentlicher Vorteil des Gedächtnistrainings liegt in der Steigerung des Selbstvertrauens und der sozialen Kompetenzen. Die Fähigkeit, sich an Informationen, Namen oder Ereignisse zu erinnern, spielt eine wichtige Rolle in unserer täglichen Interaktion und Kommunikation. Ein geschärftes Gedächtnis kann somit zu erfolgreicherer sozialer Interaktion führen, was wiederum unser Selbstwertgefühl stärkt und uns ermutigt, aktiver am gesellschaftlichen Leben teilzunehmen.

Gedächtnistraining kann zudem eine Quelle des persönlichen Wachstums sein, indem es uns ermutigt, neue Lernfelder zu erkunden und unser Wissensspektrum kontinuierlich zu erweitern. Die Auseinandersetzung mit neuen Themen und Herausforderungen fördert nicht nur unsere kognitive Flexibilität, sondern bereichert auch unser Leben durch vielfältige Erkenntnisse und Erfahrungen.

Aufforderung, die Übungen in den Alltag zu integrieren

Die regelmäßige Einbindung geistiger Übungen in unsere tägliche Routine ist entscheidend, um die umfangreichen Vorteile, die wir erkundet haben, vollständig auszuschöpfen. Es geht darum, diese Praktiken als festen Bestandteil unseres Lebens zu begreifen, was uns nicht nur zu einer Steigerung unserer kognitiven Kapazitäten führt, sondern unseren Alltag durch eine intensivere Wahrnehmung und ein geschärftes Bewusstsein für die kleinen Freuden des Lebens bereichert.

Eine effektive Integration in den Alltag beginnt mit der Entwicklung einer Routine, die als Quelle der Freude und nicht als Pflicht betrachtet wird. Indem wir uns täglich bewusst Zeit nehmen, um unseren Geist zu fordern, schaffen wir einen verlässlichen Rahmen für geistiges Wachstum. Dies kann in der morgendlichen Stille vor dem Tagesbeginn geschehen oder als besinnlicher Ausklang des Tages.

Die Kombination von Übungen mit Aktivitäten, die uns Vergnügen bereiten, verstärkt die Bindung zu dieser Praxis. Ob es das Lösen von Worträtseln bei einer Tasse Tee ist, das bewusste Beobachten der Umgebung auf einem Spaziergang oder der Austausch von Anekdoten mit Freunden – jede dieser Tätigkeiten kann als Gelegenheit dienen, unsere Fähigkeiten zu verbessern.

Zudem sollten wir offen für die zahlreichen Gelegenheiten sein, die unser tägliches Leben bietet, um unser Gehirn auf Trab zu halten. Von der Merkleistung beim Einkaufszettel über das Einprägen der Namen bei einer Veranstaltung bis hin zum Nachkochen eines neuen Rezepts – all diese Momente sind Chancen für geistige Fitness.

Eine unterstützende Gemeinschaft ist hierbei unerlässlich. Der Austausch in Gruppen bietet nicht nur einen sozialen Rahmen, der zur Regelmäßigkeit motiviert, sondern auch eine Plattform für Inspiration und gegenseitige Unterstützung. Das gemeinsame Erleben von Fortschritten und Herausforderungen bereichert den Prozess und verleiht ihm eine tiefere Bedeutung.

Letztendlich geht es darum, ein Bewusstsein zu schaffen, das lebenslanges Lernen und geistige Aktivität als selbstverständlichen Teil des Daseins ansieht. Ein solches Bewusstsein ermöglicht es uns, stets nach neuen Möglichkeiten zu suchen, unseren Horizont zu erweitern und geistig rege zu bleiben.

Finde den QR-Code unten.

Scanne den Code mit deinem Smartphone, um sofort auf die Downloadseite zu gelangen und die enthaltenen Boni zu nutzen:

Machen Sie sich bereit, Ihr Gedächtnis zu verbessern!

Bei Schwierigkeiten senden Sie bitte Ihren Kaufnachweis an die unten angegebene E-Mail-Adresse. Wir werden Ihnen dann so schnell wie möglich einen neuen Link zum Herunterladen des Bonusmaterials zukommen lassen.

contact@creativebooks.info